美女保健室

胡心瀕的全方位中醫調理

中西醫師
胡心瀕 著

一本見樹又見林的中醫寶典

風澤中醫體系總院長　陳冠仁

胡心瀕院長是我長年的好朋友，也是風澤中醫體系的發起人之一。她是一位打扮時髦、個性帥氣的美女醫師，總是讓人眼睛為之一亮！令人驚豔的不單是亮麗外型，對中醫的熱情、醫術提升的追求、希望帶給病人最好治療的決心與努力，更是令人佩服不已。

胡院長專精中醫婦兒科、中醫美容領域的各種治療，是一位充滿耐心的醫師，總是再三向病患進行衛教，期待病患能建立良好的作息與養生習慣，讓疾病從根本改善。有許多病患經過胡醫師的治療，症狀獲得大幅改善，或是求子成功，變成忠實的「胡粉」。

在風澤中醫內部的醫務會議與病例討論會上，常發現很多患者的疾病反覆出現，大多是因為對自身狀況的不了解，因此我們針對不同的疾病製作了衛教單張。衛教單張雖有幫助，但對知識系統的建立仍屬片段；想要有系統地了解中醫，還是需要以書籍按篇章的方式呈現，才會更有系統，不至於見樹不見林。胡院長為了讓更多民眾了解中醫的美好而發願著書，然而診務繁忙，只能把握休息的片段時間，振筆疾書，歷時兩年，終於圓滿完成。

《美女保健室：胡心瀕的全方位中醫調理》是一本見樹又見林的書，完全沒有中醫背景的人，也可以快速對中醫領域有概括性的了解；對於有中醫基礎的朋友，更能深化各種不同疾病需要注意的事項；對於臨床中醫師，同樣可以學習到與民眾進行良好的疾病溝通方式，讓民眾對中醫的接受度更高。從為什麼要看中醫，一路談到四季養生之道；從婦女常見的痛經、排卵痛，一路談到不孕症治療、更年期症候群；先以現代醫學的方式簡述該疾病的狀況，再細談中醫的看法思路、治療細節與養生保健之道，深入淺出的方式，一定會讓讀者有所收穫。簡言之，這是一本值得推薦的好書。

執業這些年，最大的感慨是中醫在很多方面對民眾都有幫助，但了解中醫實質內容的民眾卻總是少數。期許風澤中醫體系的每一位醫師都向胡院長看齊，將自己寶貴的診療經驗與養生之道著書成冊，推廣中醫至全臺灣，甚至是全世界，嘉惠更多民眾。

為什麼要有一本屬於女生的中醫診療書？

在我的求學時代，印象中常常肚子脹氣、胃痛、便祕，到青春期、月經來潮之後，時不時的痛經、頭暈，就連睡眠品質也很不好，從入睡到醒來，像看連續劇一樣一直作夢，有時半夜醒過來，還希望等會兒睡著夢境可以接續，但我不覺得這有什麼奇怪，身體的不舒服好像家常便飯，伴隨著長大。對於中醫、中藥，小時候也沒什麼深刻的感受，只知道奶奶會拿著一瓶粉光參、川貝粉，總是叫我們每天吃一點，保養身體。

國中時，有一陣子考試很多，我的胃開始感到不舒服，一直打嗝、噯氣、消化不良、胃悶痛、排便不順，吃西藥沒有好，爸爸的同事建議吃中藥試試看，帶我去給一位中醫伯伯看病，醫生開了中藥粉給我吃，才幾天症狀就好了很多，甚至晚上睡覺都不會作夢了，感覺好像來到一個新的世界，身體都輕盈了起來，當時我才發現，原來身體可以這麼舒服且沒有負擔。從此以後，我就立定志向要當一位中醫師。

經過重重艱辛進入中醫學系就讀，更從老師們的教學和臨床跟診，體會到女生不管是身體構造、器官系統、生理機能、內分泌變化，都和男性有所不同。十歲以前，男孩、女孩在成長發育上差異不大；十歲以後，女生比男生早進入青春期，胸部發育和初經來潮都是男生無法體會的生理與內分泌變化，每次月經來潮的不適感與不方便，男生也是不會懂的；到了二十幾歲後面對結婚、懷孕、生孩子，過程中因為孕育生命，月經暫停、孕激素分泌、子宮脹大、寶寶的發育、產後的惡露、腰痠、脹奶、落髮等狀況，連沒有懷孕和生產經驗的女性都難以感受了，更何況根本不可能經歷這一切的男友、老公，沒有親身體驗一輪，看似了解，其實只是霧裡看花，不會有深刻的感觸。更年期障礙造成的熱潮紅、睡眠障礙、筋骨退化和情緒影響，對女性的職場表現、待人處事、與家人的相處等，更是一大考驗。

也因為男女身體發育與生理機能的差異，女生常見的疾病或疾病的表現，也和男生有所不同，舉例來說，女生的尿道長度比男性短，如果衛生習慣不好、常憋尿或月經過後，很容易泌尿道感染和膀胱發炎，出現小便疼痛、頻尿、血尿，幾乎每個女生終其一生至少會發生一次泌尿道感染，而男性就十分少見，是女性的五到八分之一；偏頭痛、睡眠障礙、筋骨痠痛等也是以女性患者居多，而月經不調、痛經、陰道炎、更年期障礙、坐月子、產後缺乳等，男性根本不會有這些症狀和問題。

學中醫課程時，書上常會說「女子以肝為先天」，肝是將軍之官，主藏血、主調達，女性的卵巢和子宮功能與衝脈、任脈、督脈、代脈等經絡有高度聯繫，衝脈為血海、任脈主胞胎、督脈促使生殖內分泌系統正常、帶脈能約束固護胎兒及防止帶下，除此之外，心主血、脾統血、腎藏精，這些臟腑經絡都影響著女性月經的來潮、懷孕、生產、乳汁分泌和更年期停經，也由於女生有月經，需要哺乳，氣血不足、肝腎虛損的情況通常比男性常見，所以生病時的用藥就會特別注重這些臟腑經絡的功能與保養。

以四物湯來說，這是一個簡易的補血方，每個女生在經期結束時服用，就能在短時間內補肝血，補充身體因月經而流失的血液，但男性除非有地中海型貧血、痔瘡出血或其他失血的情況，否則非常少會需要透過喝四物湯補血。

再以反覆泌尿道感染、膀胱炎為例，反覆發炎、吃抗生素總是不會痊癒的上班族女性患者是來中醫診所求診的主要族群，她們總是反應已經特別留意清潔，也特地補充維他命C、蔓越莓、益生菌等保健食品，始終沒有成效，每個月都得看診和服用抗生素治療。尿道炎在中醫又稱為「淋證」，治療著重在滋腎養陰、清熱利溼通淋，女性反覆發生尿道炎時，需要考量每次月經流失的經血會導致「陰血較為虧虛」的狀態，免疫力下降，上班族又常常熬夜、晚睡，陰血虧虛就會漸漸夾帶「虛火」；而女生的尿道長度短，細菌量只要稍微多一點、活躍一點或經期墊衛生棉悶熱，細菌就會沿著尿道侵入膀胱，造成反覆感染、發炎。中醫治療這類病徵，發炎、感染時會以清溼熱通淋的方子，例如八正散、導赤散、白茅根、車前子，先緩和症狀，再陸續加上補肝腎、養陰血的藥材，像是六味地黃丸、豬苓湯、加味逍遙散等，改善增強泌尿道黏膜的防禦力，減少再次被感染的機率，療程通常持續一到三個月，確定患者調養中可以連續一、二個月不再發炎，就可以停藥休息了。過程中必須配合養成良好的生活習慣，例如不熬夜、不憋尿、多喝水、少吃辛辣和炸烤的食物等，才能穩定並不再復發。

中醫不僅可以治療疾病，還能保健強身，這是我進入這個大觀園後，學到的最大特色。妳一定聽過「預防勝於治療」，可是要怎麼預防疾病，除了早睡早起、規律運動、均衡飲食，好像還是這裡痛、那裡不舒服，可是去醫院做了各項檢查，卻找不到原因，例如有時感覺胸悶、心悸、喉嚨異物感，做胃鏡、心電圖檢查後，醫師說沒有問題，如果到中醫門診，也許會被辨證為氣鬱氣逆證，以柴胡疏肝湯治療幾天就解除了，而且不會再有類似的症狀發生。有症狀卻無法下明確診斷的情形，現代醫學稱為「亞健康」狀態，這種族群的治療體現了中醫體質調理的優點與特色，因為中醫看診是看一個人的整體表現，從中辨別是什麼經絡、臟腑氣血陰陽失調，再用藥物、針灸或整復進行矯正治療「調體質」，體質穩定後，身體趨近「健康」狀態，就不容易出現毛病，自然能夠遠離疾病。我在門診時常衛教患者，如果有哪裡不舒服，雖然不是每天都有症狀，或是症狀很輕微，都要盡早處理，假使等到身體不適，影響到生活品質和工作效率才來就診，不僅較難治療，療程所需時間也勢必拉長，反而更加辛苦。

從開始用中醫師身分行醫以來，我常參加進修課程，一方面加強自己的醫療能力，一方面吸收新知，更新腦袋中的疾病症狀與治療用藥知識，也會固定翻閱中醫養生的相關書籍，以提升對病患衛教的資訊。我發現書局裡養生的書很多，拍打功、經絡按摩、養生茶、藥膳食補的書本隨手可得，在醫療保健類中醫書裡算是大宗，也可以看到中藥藥理介紹、中醫基礎理論的書籍，針對各種月經病、女性常見症狀或疾病的科普衛教書反而找不到，但我們的親朋好友中，有很多女生身體不舒服，不知道要不要看醫生，或是看了醫生卻不知道接下來該怎麼保健、保養身體，所以萌生了想把中醫婦科常遇到的女性疾病和症狀，

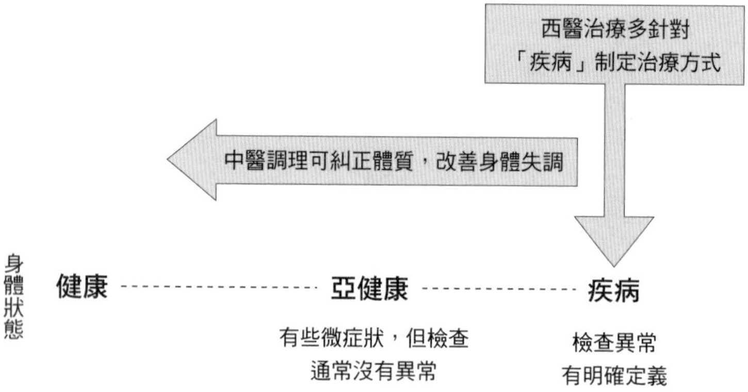

西醫治療多針對
「疾病」制定治療方式
中醫調理可糾正體質，改善身體失調
身體狀態
健康
亞健康
疾病
有些微症狀，但檢查
通常沒有異常
檢查異常
有明確定義

怎麼看病、怎麼治療、怎麼居家保養，寫成一本工具書，讓大家可以隨時翻閱，既能清楚自己的體質和身體狀況，也能更了解中醫治療疾病、保健調理的觀點和特色。

目錄

第三章 面子要顧，裡子也要顧

目錄

第四章 想要美好下半生，請先顧好下半身

第五章

中醫添好孕

第一章

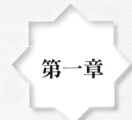

為什麼要看中醫？

「請問感冒可以看中醫嗎？」
「我的小孩兩歲，患有異位性皮膚炎，中醫能調理嗎？」
「我常常頭痛、頭暈，西醫檢查都找不出原因，看中醫真的有效嗎？」
「我媽媽七十歲，有糖尿病和高血壓，可是不想吃西藥，可不可以用中藥代替呢？」

老實說，就讀長庚中醫系之前，我非常疑惑，對此半信半疑，小時候吃中藥，長大後卻不知道為什麼要吃中藥，甚至懷疑看中醫是否有實質療效。八年的中、西醫學疾病原理和治療方式的灌

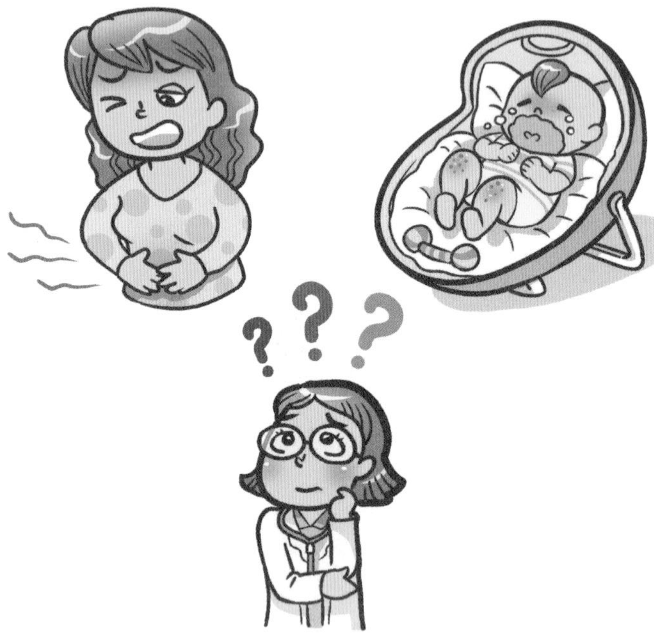

輸與融合，交相驗證和累積足夠的臨床醫學經驗後，對所學知識的應用和消化，我整理出一套治療疾病的邏輯脈絡，並從數萬名患者的臨床治療結果，得到相當好的回饋意見。

西醫擅長將人體細分為很多個系統、器官，並將各個部位發生問題歸類為不同的疾病，再依據疾病選擇治療方式（藥物或手術），所以西醫專科化界線很清楚，如果胃痛、咳嗽、皮膚癢，不僅要分別找胃腸肝膽科、胸腔科、皮膚科看病，開的藥也是一顆加一顆，十個症狀可能十顆藥。中醫正好反過來，醫病著重在「治人」，善於整體狀況的改善與糾正。雖然一個人有各種症狀，但組織整理後，理出共同的發病機理來進行治療，一帖藥能處理全身。妳可能月經血量多、腸胃吸收不好、睡眠不足、慢性疲勞，經過問診、觸診、把脈、看舌頭，中醫發現屬於氣血虧虛證，所以開了補氣血的藥，結果不僅月經量獲得控制，連身體其他機能異常的情形都一起解決了。

以自身為例，我從小腸胃虛弱，容易脹氣、消化不良，青春期後還有多夢、痛經和手腳冰冷的問題，而且一遇到大考或巨大壓力就會生病住院，身體情況不佳，雖然常看醫生和吃西藥，但始終沒有真正獲得改善。自從接觸中醫後，我嘗試用中藥方式調理自己的體質，加上產後坐月子，認真調養之下，身體狀況改善許多，腸胃、月經和手腳冰冷不再纏身，也很少生大病，才能一邊帶小孩，一邊幫患者治病。

既然中醫以「治人」為方向，就更強調「不治已病治未病」、「養生調理」的重要性。世界衛生組織提出「亞健康」的概念，健康是一種身體、精神和社交上的完美狀態，而不只是身體無病；亞健康則是介於健康與真正患病的「第三狀態」，如果處理得當，身體可向健康轉化；反之，就會生病。據世界衛生組織一項全球性調查結果表明，全世界真正健康的人僅占五%，經醫生檢查、診斷有病的人只占二十%，七十五%的人均處於亞健康狀態。

西醫開藥、手術幾乎是針對「患病」者的治療，而中醫卻對尚未患病，但身體已有不適、不平衡狀態的亞健康族群更具優勢，我們習慣說是調理體質，藉由體質的轉變，讓身體往「健康」狀態邁進。舉個實際的例子，曾有一個女性患者來診原因是子宮頸抹片檢查結果，細胞有第一期癌前變化，經過全身調理數月，再次抹片結果已經沒有發現癌化的細胞，一年後還順利懷孕並生下寶寶，沒有再復發。

為什麼要看中醫呢？第一，中醫的體質調理對於身體已經有不舒服，但西醫檢查卻無法確認「生病」的「亞健康狀態」，能夠有效改善且回復身體機能；第二，在各種疾病中，只要是對症狀舒緩或對生活品質提升有幫助，且不違背西醫治療原則，中醫適當介入是可以的，甚至能夠使病情更快獲得解決。

中醫調理需多久？

這麼多年的門診經歷中，除了患者對疾病症狀的問題，經常聽到病患提出這樣的疑惑：看中醫調理身體究竟要多長時間啊？已經看了三個月，還需要繼續調理嗎？其實沒有固定答案，就我個人的臨床經驗而言，少則一、二個月，長則一、二年。

中醫師幫患者改善身體狀況時，是以人的「整體」為治療出發點，可以想成是讓妳整個人都變更好，以及生活品質的提升，例如：患者A來診的主訴是鼻子過敏，可是把脈問診後發現，除了鼻子問題外，她還容易疲倦、怕冷，月經來總是肚子痛到無法下床、月經週期不太規律，體質非常虛寒，在減緩鼻症狀的同時，還得用藥一併處理其他狀況，如此一來，就需要數個月的調理，才能讓患者有整體進步的感覺。又如患者B來診主要是看消化不良及腹瀉一週，身體沒有其他不舒服，就單純急性腸胃炎的治療而言，療程通常不會超過一個月。

但不是說症狀單純的療程時間就比較短，像是月經性偏頭痛、異位性皮膚炎、習慣性便祕或助孕調理之類的病人，身體狀況不一定複雜，可是因為疾病的特殊性，或有其目的性，調理時間也會長至數月或一年。

以助孕的體質調理為例，我們調理的目的是改善卵巢內分泌功能和卵子品質，還有穩定子宮內膜循環和厚度，使其更適於受精卵著床，通常會建議在準備受孕前三～六個月開始接受中醫的助孕調養，既給醫師足夠的時間調整體質，又讓卵巢、子宮能夠藉由藥物和針灸達到適合受孕的狀態。根據我的經驗，三個月時間左右，許多患者會回饋她們的身體機能進步和一些症狀的穩定改善，懷孕成功的比例在調理三個月後明顯提升。

如果是調理月經相關疾病，例如月經不來、月經量少、痛經、經前症候群等，因月經基本上一個月來潮一次，調理時間也是以「月」為單位，最短三個月，體質比較複雜或病情較深、較難處理的，就有可能要六個月，甚至一年以上，以求穩定改善的效果。有不少患者調理後一、二年因其他問題再求診，都表示停藥後月經狀況也很穩定，沒有再發作。

「我怎麼知道身體比較健康，可以停藥了呢？」隨著來求診的主要問題和當時身體狀況，我會配合舌診、脈診來判斷何時可以停藥，假設是調經痛，身體是虛寒體質，治療就會持續到月經來潮時肚子沒有不舒服、體質穩定後停藥；如果是來看睡眠障礙，療程也會進行至能夠在三十分鐘之內入睡，半夜不會莫名甦醒，一覺到天亮後精神狀況是好的，才會從我這裡畢業。不過通常來看診，總是會有很多症狀想一併調理，例如常常偏頭痛、容易胃痛、脹氣、月經週期不規律，連過敏性鼻炎也想一起看。畢竟中醫的特色是全人治療，我們會看整體的各個器官系統，依照中醫的邏輯歸納臟腑病位及氣血陰陽寒熱虛實證型，和西醫精細的專業分科有所不同，分類各種症狀屬性後，再和妳討論接下來的治療計畫，循序處理問題，也會描述可以觀察到妳的身體有哪些變化，如果達到改善指標，就是這次療程告一段落的時候了。

體質大檢測！我是○○體質?!

「醫師，我常常覺得口氣很重，是不是火氣大？」

「醫師，我月經老是出問題，體質一定很寒吧？」

「醫師，妳幫我把個脈，看看我的體質是哪一種？」

來中醫診所看診的人，十個有八個會詢問自己是哪種體質，這正是中醫「辨證論治」的方向和特色。中醫擅長將人的身體狀態分類，利用臨床「望、聞、問、切」得到的各種線索，把每個人劃分為不同「體質」，再按照體質的趨向選擇用藥，幫助病患改善身體狀況。我簡單舉出臨床常見虛實寒熱體質的主要身體表現特點，妳可以勾選和自己相符的敘述，哪個體質符合的較多，身體愈偏向那種體質。

趨向	熱	寒
實 病程較短 （小於一個月）	□怕熱（冬天不怕冷） □皮膚泛紅、出油 □口乾舌燥、喜歡冰水 □大便整條乾硬或像小顆粒的羊便便 □小便顏色較深、味道重 □易怒、暴躁	□怕冷（從身體內部發冷的感覺） □皮膚乾燥、泛白 □舌頭顏色泛紫 □一整天不喝水也不會渴或喜歡溫熱飲食 □四肢冰冷 □便祕或水便，常伴隨腹部明顯疼痛
虛 病程較長 （大於三個月）	□手掌腳掌、頭面部感覺烘熱，但軀幹也有輕微熱感 □夜間、半夜身體發熱／出汗 □舌頭偏紅、偏瘦、沒什麼舌苔 □睡不安穩、淺眠多夢 □肚子會餓，但吃一點就飽了 □經血量少、質地較稠	□很怕冷（夏天不怕熱或夏季出汗後，皮膚也是冷冷的） □常常覺得肚子悶痛，熱敷或喝熱水可以改善症狀 □手腳冰冷，甚至範圍超過腕踝關節 □容易疲倦、一直想睡覺、總是睡不飽 □大便偏稀軟、食欲不佳、吃不下 □經血顏色淡紅或暗紅，質地偏稀

在勾選的過程中，妳可能會發現一些問題，好像每個種類都有幾項是符合的；或是一個

月前是這樣的體質，這個月竟然變成另一種體質了；甚至覺得自己的症狀似乎不是完全符合選項的敘述，這是因為中醫辨證治病理論有其複雜度、深度和廣度，這裡只是舉幾個具有代表性，能夠自行簡單判別的症狀／徵象，供大家初步分類自己是偏向哪一類體質。如果妳發現每種體質好像都符合一、二種，這也不是不可能，有可能身體沒有太大異常，屬於平和體質，也可能有其他部分要納入考慮，這就得由中醫師細看身體情形，並搭配舌診、脈診，才能比較準確地判別體質。而我們住在不同的地方（臺北或高雄、山上或平地）、常吃的食物不同（愛喝冷飲或喜歡烤炸物）、工作時間的差異（朝九晚五或日夜顛倒），就會導致體質的轉變（平和體質轉變為偏寒、偏熱體質）。

體質是動態地產生變化的，每個人的身體都有本質上的特色，但隨著妳的生活習慣改變、飲食的選擇、接觸的病源及環境產生變化，再再都會影響身體而造成體質的轉變。

臨床上來看診的患者，大概有五成以上都是寒熱虛實錯雜的狀況，可能上寒下熱，可能胃有虛寒、肝有氣鬱化火，也可能上有心火、下有子宮虛寒，人體其實是很複雜的生理機制，依據不舒服的部位和症狀，還能夠再歸納為肝心脾肺腎、上中下焦，或是循行經絡等病位系統，表格是把我們的身體簡化再簡化，總結為這些較能理解的體質特點，希望能給大家一些體質判別上的參考，其他各種身體疾病或症狀的分類方式各有差異，後面還會逐篇討論。

第二章

跟著季節作保養
——飲食作息養生法

春季：過敏好發季，養肝好時機

中醫除了治病，日常生活中也有獨特的養生原則，而且廣含了「精、氣、神、形」等方面，為的是使民眾身心靈能常保健康狀態，養護生命，延年益壽。中醫養生強調「順其自然」、「形神皆養」，利用適當的飲食宜忌和生活習慣的配合，或者是搭配氣功、瑜伽、藥浴、按摩、藥養的方式，使身體更為強健，並減少疾病的發生。

這些養生法的制定，需要因人（體質）、因地（居住環境氣候）、因時（四季、作息）來做調整，才能達到真正「治人」、保健的目的。本章將簡單以四季為綱，向讀者介紹在臺灣的氣候條件下，我們應該如何幫自己保健，調養身心，預防衰老。

臺灣的春季不長，但因四面環海，換季時鋒面滯留，經常下雨，而且日出、日落的氣溫差異較大，常見到各種過敏發作，噴嚏鼻水、咳嗽氣喘、蕁麻疹等，就像雨後春筍一樣，哈啾哈啾、咳咳咳、癢癢癢、抓抓抓。

除此之外，春天百花盛開，也是養肝的季節，肝屬木，肝氣在春季亦較為活躍，肝氣升發調達的功能影響著孩子的成長發育、女性的月經週期、喜怒哀樂的情緒調節。而且，肝開竅於目，顧肝可以顧眼睛，就是這個原理。長輩常說枸杞菊花茶可以保養眼睛，鞏固視力，正是因為這兩味藥材走肝經的關係。

適當的養肝、疏肝，的確可以延緩視力退化，養肝對女生尤其重要，因為肝除了調節各個器官的機能，還能藏血，女生的經血流失，容易導致肝血虧虛，適當的養血、疏肝，既可以讓妳氣色好，氣血充足對於皮膚和身體也有抗老的效果。

這樣看起來，春天雖然短暫，也要好好照顧自己，從作息、運動、飲食、用品，提供給大家一些前輩傳承下來、我也覺得實用的保健養生法。

睡得好，也要睡得早

以時辰來說，晚上十一點至凌晨三點是肝膽經的循行時間，從西方醫學的角度也發現，日夜顛倒、輪班工作的人，較一般日班作息者容易出現肝功能損傷的情形，而且經常熬夜、夜班的女性也常發生月經不調、皮膚老化、肥胖的問題。因此，我的建議是早點睡吧！既要早點睡，也要睡滿七～八小時。

保持良好心情，適當紓壓就是養肝

肝氣最怕鬱滯，就像開車出遊最怕塞車一樣，中醫認為所有器官功能運作的順暢與否，就靠肝臟的調節，肝氣順，什麼都順，心情好、消化好、睡得香、月經順。反之，如果肝氣鬱結，各個器官都可能發生問題，現代人的文明病——壓力症候群、自律神經失調、失眠、頭痛眩暈、腸躁症、經前症候群、月經不規律、過度換氣症……都是肝氣不調，影響了其他臟腑而出現的問題。

各位可以試試看腹式呼吸法，每天起床和睡前，想像妳的呼吸是肚子在進氣、出氣，慢慢的深吸、深吐，每次吸

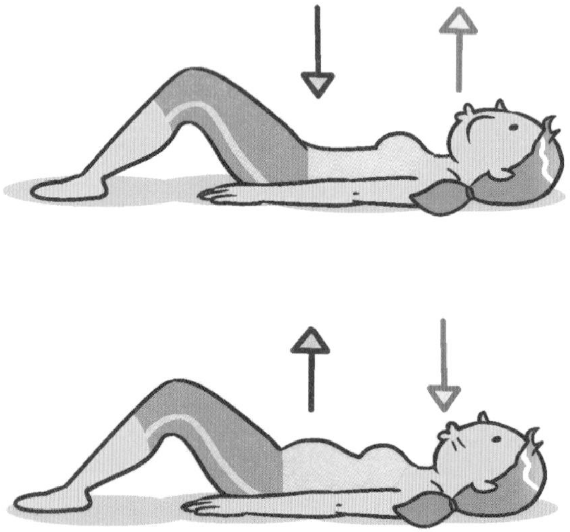

圖 2-1　腹式呼吸法

氣和吐氣都至少五秒鐘，早晚各做二十～三十次腹式呼吸，妳會感覺心情比較穩定，身體更放鬆了。因為腹式呼吸法可以活化副交感神經系統，降低身體的緊繃感，改善許多因肝氣鬱滯造成的症狀。另外，適量的有氧運動和重量訓練也可以提高身體血清素的濃度，達到紓壓、釋放情緒的效果。

按壓手腕處的內關穴和手心的勞宮穴也有緩和交感神經興奮，改善焦慮緊張和睡眠品質的作用，如果家中有中藥的痠痛貼布（剪成一．五×一．五公分）或磁力貼，可以每天晚上貼在這些穴位，紓壓效果挺好的。

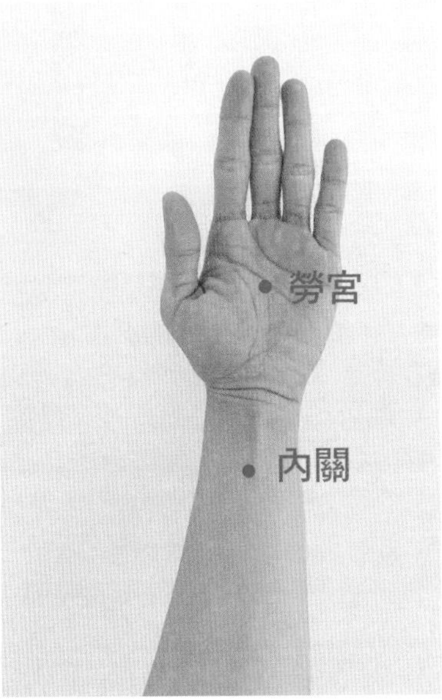

圖 2-2　內關穴和勞宮穴

避免吃冰品、生冷飲食

養肝先實脾，保持好的脾胃消化吸收功能，也是養肝的方法之一。冰冷的飲品、寒性的食物很容易「礙胃」，讓人消化不良，也會誘發和加重呼吸道過敏的症狀。

哪一些食物不建議多吃呢？例如大白菜、白蘿蔔、黃瓜、絲瓜、番茄、鳳梨、草莓、奇異果、哈密瓜等，一週最好不要超過一個拳頭的量。素食者烹煮時可以多用薑絲、麻油、胡椒等辛香料來搭配使用。

避免頭、背部吹到冷風，出門戴口罩

吹風就容易頭痛，或是氣喘、鼻過敏的患者，我強烈建議要保持頭部、背部溫暖，習慣性戴帽子，多帶一件衣服以備流汗時替換。許多氣管敏感的大人、小孩在發作時，背部會冰涼涼的；如果背部暖和起來，症狀會舒緩許多。戴口罩可以保護口鼻，同時吸入的空氣比較溫暖，不會因室內外溫差過大或突然吸入冷空氣而造成噴嚏、咳嗽。除此之外，研究也發現，汽機車廢氣、煮菜的油煙也是誘發呼吸道過敏的主因，更是要戴口罩以避免時常接觸喔！

泡杯養生茶，養肝又減敏

粉光參、枸杞、紅棗、女貞子、茯苓、薄荷都是方便取得，口感不錯，又可以顧鼻子、顧氣管、顧肝的藥材，在冷熱溫差較大的春季，每天泡一些來飲用，好喝又養生！如果不知道自己適合哪種養生茶，也可以諮詢信賴的中醫師。

養生茶

使用方式：每天每味藥約三克，以五百毫升的熱水浸泡十五～二十分鐘。

提醒：有發燒、黃鼻涕或黃痰、喉嚨痛等感冒或急性感染症狀，應暫停飲用。

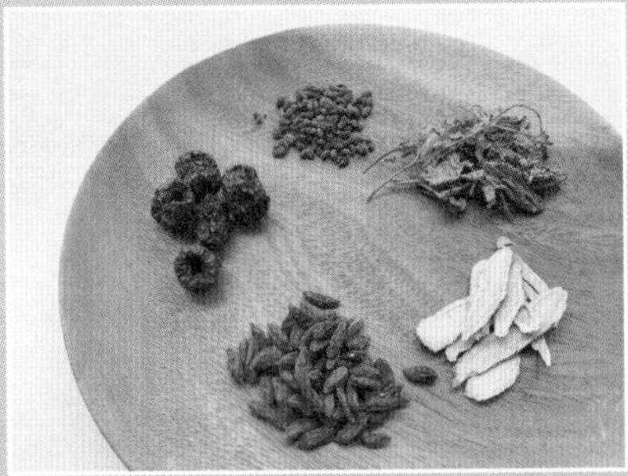

圖 2-3　養生茶藥材：粉光參、枸杞、紅棗、薄荷、女貞子，也可以選用茯苓。

夏季：消暑養心氣，健脾消水腫

夏日炎炎，令人汗如雨下，臺灣夏季的炎熱真的讓人受不了，又熱又溼，光是想到戶外的大太陽、高溫，似乎就要冒汗了。夏天屬火、長夏屬土，是心、脾胃、小腸的季節，第一常常中暑，心火易旺，晚上睡不安穩、容易作夢；第二因天氣熱會吃較多涼性食物，若再加上多雨、潮溼，常傷到脾胃之氣。所以，夏季養生重點在於清心火、消暑氣，還有除溼氣、顧脾胃。

少甜、少冰、少烤、少炸，啤酒適量

「夏天那麼熱，喝杯清涼爽口的飲料吧！」甜甜的冰紅茶、冰咖啡、冰果汁……愈喝愈順口，殊不知飲料喝得愈多，愈傷脾胃，既不解渴，飲料中的糖分和化學添加物還容易導致消化不良。

「吹冷氣，買些鹹酥雞、燒烤，配啤酒，真涮嘴！」一口烤炸物，一口冰涼啤酒，吃進去的除了美味，還有火氣和溼氣，小心吃多了，皮膚變差，痘痘、溼疹冒個不停，晚上也會因上火而沒辦法好好睡覺。

遮陽防晒，多喝水

妳知道嗎？陽光、紫外線是導致皮膚老化最主要的原因，而且大熱天又晒太陽，不僅讓妳流汗、讓妳變黑，嚴重時會中暑脫水、耗心氣。試想一下，夏天汗流浹背後，是不是很容易頭暈、疲勞沒力、氣喘吁吁呢？這是暑氣傷心的表現。帶把陽傘和薄外套，再隨身準備水壺，預防傷暑也是夏天保養的重點唷！

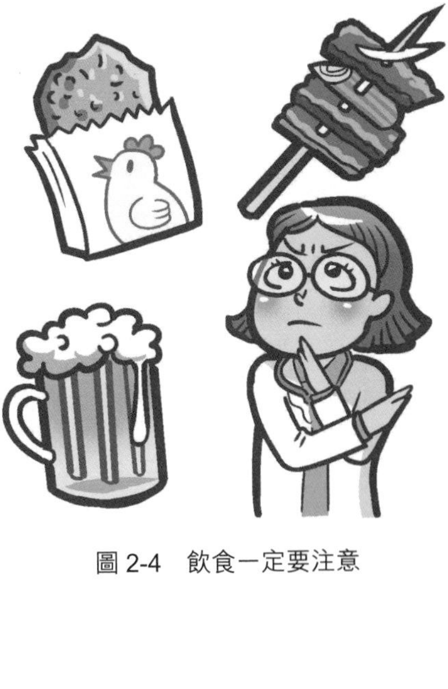

圖 2-4　飲食一定要注意

蓮子心泡茶，清涼消暑

特別推薦代表著夏天的蓮花／荷花，對夏季保養來說，簡直整株都是寶。

一、蓮藕：性味甘涼，煮後可以滋陰養胃。

二、荷葉、荷梗：味苦性平，能夠清暑利溼、消水腫又促進腸胃蠕動。

三、蓮子：是大家熟知的食材，除了煮成甜湯很好吃之外，也是很好的健脾止瀉藥物，平時容易消化不良、軟便的人不妨多吃一點。

四、蓮子心：又苦又寒，能夠清心火，容易中暑、睡不好，屬於熱性體質的人十分適合泡茶喝，缺點就是太苦了，可以試試加些甘草，喝起來比較爽口。

夏天有些解暑效果的食物，在很熱很熱的時候吃一些，可以幫身體降溫，如冬瓜（連皮）、甘蔗、綠豆、西瓜、黃瓜等，只是以上食物和藥物都偏寒涼，比較適合實熱體質的人使用，怕冷、痛經、腸胃功能不佳的人務必適量食用，吃太多身體反而更不舒服。

解暑生津茶

藥材：金銀花二克、淡竹葉三克、粉光參二克、麥門冬三克、甘草二克，準備五百毫升沸水，和藥材一起放到保溫瓶，浸泡二十～三十分鐘後飲用。

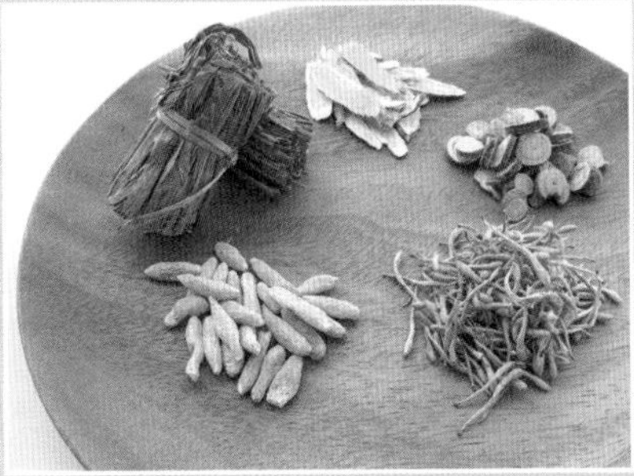

圖 2-5　解暑生津茶藥材

薏仁水，保護腸胃又除溼

每到夏天，女生最常問的問題是：喝薏仁水可以消水腫嗎？現在流行吃沒去除麩皮的紅薏仁，到底有沒有效呢？

薏仁是容易取得的利溼健脾食材，性味甘淡微寒，既能幫助排出身體多餘水分、有輕微止瀉效果，又不會太寒涼而影響腸胃消化蠕動；而且含有豐富的膳食纖維和較多蛋白質、維他命B_1、B_6，直接烹煮取代白米飯，一樣營養，還能夠增加飽足感。不過，薏仁還是屬於澱粉類飲食，吃了一碗薏仁就要少吃一碗飯，不然是會胖的。

想要消水腫，可以用薏仁搭配山楂、荷葉、茯苓、甘草，和一點點黃芪煮成茶水飲用，體質特別怕冷的女生再加一、兩片薑片一起煮也是可以的。

秋季：保溼加抗燥，養好抵抗力

秋天是養肺的季節，肺主呼吸、開竅於鼻，臺灣的秋季除非颱風，否則多是晴朗乾燥的氣候，但是霾害也相對嚴重，很容易見到呼吸道不適和皮膚異常的狀況。秋季養生主要著重在改善免疫力、增強抵抗力，以及皮膚的保養工作。

更換保養品，皮膚不缺水

如果膚質好，從外觀看不太到毛孔、斑點或細紋，而且觸摸起來光滑，按壓有彈性，這是因為有好的保水度和足夠的膠原蛋白，但是秋天普遍乾燥，維持皮膚的潤澤及彈性，就要多花點工夫。妳一定會發現，秋天很容易覺得皮膚癢癢的、粗粗的，稍微抓一下就會有小皮屑，而且兩頰可能會泛紅或看到像是粉刺的疹子，細紋變明顯，也會開始出現一些小小的頭皮屑，這都是皮膚保溼度下降的表現。

加強保溼、更換洗浴保養品是秋季首先要為皮膚做的事，我喜歡在夏季使用清爽型乳液，秋冬時換成更富含油脂的乳霜。在保養順序上，仔細地卸妝、洗臉後，基本保養是化妝水↓精華液↓乳液／乳霜，擦上保養品時，也會針對眼周、臉頰、眉頭加強按摩，這樣不僅可以藉由手指溫度讓皮膚更容易吸收保養品成分，也能減緩皺紋出現。每週一～二次面膜敷臉也是預防皮膚乾燥或老化的必要步驟。

女生因每個月經期固定失血，過了二十八歲之後，皮膚彈性、光澤變差幾乎是每個女人都會發現的變化。我生完小孩後，幫自己用中藥調理，加上每次月經後的補氣血藥膳，原本是想補體力，沒想到連膚質都比孕前還穩定，因此對女生調體質可以同時照顧皮膚抗老才更有心得。

我們都應該隨著季節變化，準備二～三套保養品替換使用，而且定期幫自己補氣血，才能在四季都擁有好膚質。

蔬果多多，美麗多更多

很多人說：「我比較想用天然的食物來保養！」聽到大家的需求，我先在這裡介紹幾種容易取得又可以加強皮膚潤澤、改善毛孔粗大的食物：

一、蘋果醋：含有豐富的蘋果多酚及熊果素，可以維持皮膚彈性、抵抗老化。

二、番茄：含有大量的茄紅素，可以預防因老化和晒傷造成的皺紋。

三、各種莓果及葡萄：這些水果有許多白藜蘆醇，可以延緩老化，讓皮膚維持在好的狀態。

四、蜂蜜：蜂蜜可以抑制發炎反應，也有阻斷因為陽光導致的膠原蛋白分解作用，常常用來敷臉，會有妳意想不到的收穫。

五、綠茶：其中的多酚成分不僅可以保護心血管，它有抗氧化效果及預防膠原蛋白降解的效果，使皮膚彈潤。

妳應該發現了，有抗氧化作用、可以維持皮膚亮澤及水潤的天然食物大部分都是蔬菜、水果。記得，天天多蔬果，加上勤快的保養，皮膚就會天天美麗。

勤戴口罩，減少吸入病原、粉塵

既然是日常保養、預防醫學，這麼簡單又有效就可以減少呼吸道疾病的方式，一定要特別說一下。一般民眾最常見的呼吸道疾病，無非是感冒（急性）鼻咽炎和過敏（鼻過敏、氣喘），感冒大部分是因飛沫傳染而致，呼吸道過敏也和空氣中的廢氣、粉塵、塵蟎及溫度差等過敏因子相關。戴口罩既能避免被他人的飛沫攻擊，也是直接減少口鼻接觸過敏原的堅實屏障。

不過，口罩的選擇還是有學問的，棉口罩或紙口罩就可以阻擋大顆粒的粉塵飛沫，又以棉口罩能夠重複清洗使用為佳；如果是騎機車或必須在有毒氣體的環境下作業，建議戴活性碳口罩；醫護人員或要前往新型流感病毒流行區域，則要使用外科口罩。

如果是PM2.5怎麼辦？因PM2.5是很細小的顆粒，只有N95口罩可以有效阻擋（九十五%以上），但是N95口罩比較貴，而且因進氣量減少，戴起來會感覺呼吸不順暢，如果在霾害嚴重的時候，還是盡量待在室內，少出門為妙。

粉光參、川貝、生薑、冬蟲夏草，增強呼吸道抵抗力

一、粉光參、人參：都是五加科植物，粉光參微苦性涼，可以補肺氣、生津止渴、調整免疫力，很適合在亞熱帶的臺灣使用。

二、川貝：是一種潤肺化痰的藥物，性味微苦微寒，久咳有濃痰或黃痰的狀況下使用效果佳。

三、生薑：偏溫熱，有助於發汗解熱、健胃化痰，適用於寒性的呼吸道問題。

四、冬蟲夏草：性味甘平，歸肺、腎經，有補腎、益肺、止喘的補養作用，對於長期呼吸道敏感的族群，症狀非常輕微或沒有症狀的緩解期，適量使用可以穩定呼吸道，減少發生嚴重過敏的機會。

這幾種藥材想必耳熟能詳，我在臨床上常常使用上述藥物，小朋友過敏的治療、大朋友感冒、咳嗽，依照體質適量給予，都可以有顯著預防、減少再發的效果。使用時機是在症狀緩和的情形下做為保養、增強抵抗力之用，建議還是要找合格的中醫師諮詢使用，才能用最少的藥量，發揮最大的效益喔！

粉光減敏茶：粉光參三克（約兩小片）、陳皮三克、薑汁三毫升，以三百毫升熱水沖泡。

川貝養潤茶：川貝五克、陳皮二克、北黃芪二克、甘草二克，以三百毫升熱水沖泡。

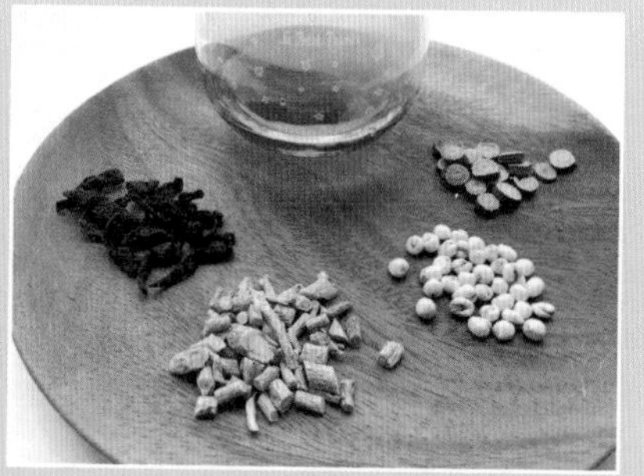

圖2-6　川貝養潤茶

冬季：顧腎顧筋骨，補冬兼補氣

冷颼颼的冬天是養腎季節，中醫談腎，主要指的是人體一身的根本，「腎藏精」，我們從出生到長大的生長發育是由父母給的「先天之精」所主宰，全身各個器官系統營養及功能維持靠「臟腑之精」的支撐，「生殖之精」則影響男女的精卵品質和生育能力，簡而言之，我們能夠出生、身體器官運作的基礎、哺育下一代，都和「腎」息息相關。

一、腎主水：人體水液的循環代謝、排尿排汗皆由腎主導，和西醫指的腎臟功能有類似的意思。

二、腎主骨生髓、上通於腦、其華在髮：骨質的強健、血液生成、腦力的活絡、頭髮的豐厚亮澤等，也是腎精氣充足的表現。

三、腎開竅於耳及二陰：耳朵聽力的好壞、大小便的控制，當然也和腎氣相關。

各位有發現嗎？老年人的上述功能都有退化跡象，這也是為什麼中醫常和較年長的患者提到「腎虛」，並不是指腎功能變差，主要是表達身體狀態明顯衰退的意思。

天冷吃點補，暖身兼補腎

冬令進補、補冬、首烏雞、藥膳排骨、麻油雞、薑母鴨、羊肉爐……冬天的街道上最顯目的招牌似乎就是這些了，為什麼冬天常常要吃補？主要還是天氣偏冷，吃些溫熱的食物不至於上火，又能夠有保健身體的功效。妳想想，在攝氏三十五度的大熱天裡吃薑母鴨是什麼感覺？不過，冬天吃補也有學問，每個人的體質寒熱各有差異，還是得配合自己的身體，選擇最合適的補養方式。

中醫師的推薦補品

加味四物湯：熟地、當歸、白芍、川芎、枸杞、黑棗、紅棗、黨參、桂枝。適合一般體質，或是女生月經後的調養。

十全大補湯：杜仲、肉桂、當歸、人參鬚、熟地、白芍、枸杞、紅棗、白朮、茯苓、炙甘草、川芎、生薑、黃芪。適合容易疲倦、怕冷、經血偏多偏淡，而且常常腰痠的女性朋友。

粉光涼補湯：粉光參、玉竹、百合、熟地、當歸尾、茯苓、炙甘草、麥門冬、枸杞、黑棗、白芍、淡竹葉。適合怕熱、容易作夢、經血偏稠偏紅、比較會破嘴和長痘痘的體質。

關節保暖，切忌淋雨、吹風

關節曾經受傷，稍微有點年紀的人大概都有這樣的經驗：雨天或很冷的天氣總會感覺關節痠痛，輕微的可能感覺活動、走路不舒服或痠痠的，嚴重點會整天關節痠痛、無力，影響日常作息，晚上也無法安穩地睡覺。

如果妳年紀輕輕，已經這裡痠痛、那裡不順，更要做好身體保暖的動作，冬天不要穿短裙、短褲，也不要逞強淋雨、吹冷風，搭配防風衣褲，不然遲早留下病根，關節會比氣象預報更準，明天下雨變冷，今天就會開始痠痛了。

運動＋泡澡，全身暖呼呼

有很多人在冬天時因為天氣寒冷，不喜歡外出運動。其實只要做好保暖，避免肘、膝關節吹到冷風，還是可以維持運動習慣；或者妳可以選擇室內運動，冬天保持運動習慣，可以改善血液循環、減少手腳冰冷的狀況，而且能夠維持身材，不用怕天氣轉暖，身上又多了一圈肉。

泡澡也是冬季養生的好方法，一週兩、三天，在熱水中加入藥草或精油，既可以改善末

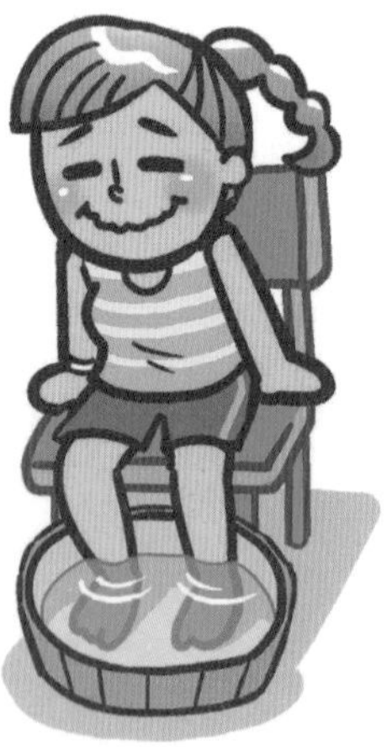

圖 2-7　建議可以坐著用木桶泡腳

稍冰冷的問題，也能夠調理怕冷、容易感冒、關節痠痛的體質，而且泡完身體暖暖的有助眠功效，如果家中沒有浴缸，準備小水桶泡手、泡腳，也同樣有效。

中醫師的私房推薦

足安心中藥材：川芎、紅花、桂枝、丹參、合歡皮、當歸尾。

沐浴方中藥材：艾葉、大風草、桂枝、當歸尾、乾薑。

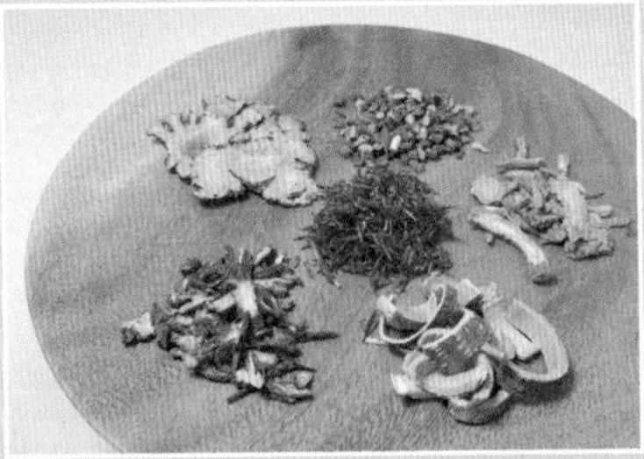

圖 2-8　足安心中藥材

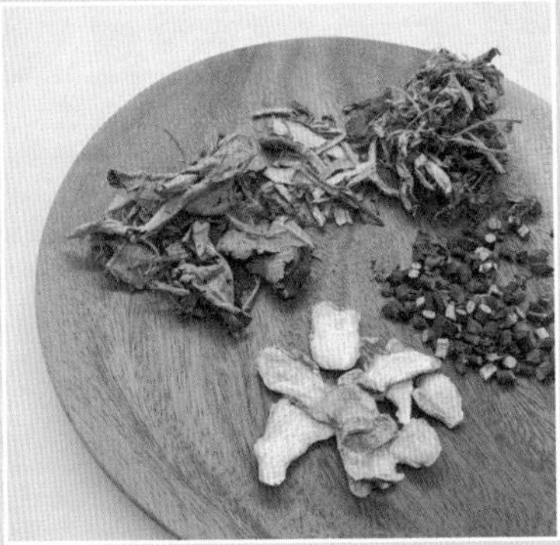

圖 2-9　沐浴方中藥材

第三章

面子要顧，裡子也要顧

抗黑斑，我也要匿齡！

二十幾歲的光輝年紀，對於自己的皮膚只做到一般卸妝、清潔和基礎保養（化妝水、乳液），就算因為工作值班、熬夜、晚睡，皮膚狀態也是好好的，頂多偶爾冒個小痘子。漸漸地，結婚、生小孩、看診時間拉長，跨過了三十歲的門檻，加上超過三十歲才懷二寶，累到宮縮安胎，生產時也伴隨較多的出血量，產後發現臉上居然出現斑點！再加上體態浮腫、大腹便便、頭髮乾枯、睡眠不足，完全體認到「生個孩子老十歲」。

黑斑暗沉、眼袋細紋代表著皮膚老化現象

女人就算是作息規律，過了而立之年，歲月仍會在臉、脖子和手腳上偷偷留下痕跡。膚質老化時，臉色容易暗沉、沒光澤，眼袋變大，眼尾紋、法令紋愈來愈清晰可見，顴骨附近甚至會出現咖啡色的斑點。稍微往下觀察，脖子看到橫紋，手腳的皮膚變粗糙，青筋浮出。

中醫理論認為精血藏於肝腎，肝藏血、肝的疏泄功能關係著機體氣血精津的運行，意思是說身體的血液、組織液、水分和生殖功能方面的充盛，代表肝腎機能健康，而身體循環不管是血液、淋巴、胃腸消化的順暢或月經準時來潮，則是肝氣運作調暢的表現。每次月經來潮、育齡婦女生產時出血、工作因素睡眠不足等，都會導致肝血虧虛，再加上壓力、少動多坐，氣血循環變差，膠原蛋白缺乏、皮膚保水度下降，肌膚防禦力下降，身上就會慢慢留下老化的印記。

防晒、多喝水、補充必要維生素，可維持良好皮膚狀態

歲月能在臉上留下痕跡，陽光紫外線也是造成膚質變差的主要凶手之一，紫外線的光老化作用 (photoaging) 會導致皮膚出現乾燥、脫屑、皺紋及色素沉澱，這就是為什麼去海邊晒傷後會脫皮、泛紅，接著膚色變黑，仔細觀察會發現常接觸陽光的部位比較多紋路，變粗糙；而且紫外線還有抑制免疫系統，增加氧化物的作用，身體處在過氧化的環境，不僅加速膚質老化，還要小心癌化的機率增加。飾演金剛狼的休．傑克曼就是因為熱愛戶外活動卻不注重防晒，結果鼻子部位罹患皮膚癌，數次切除手術後仍然復發，可見防晒的重要性。

水分和必要維生素的補充對於維持膚質一樣功不可沒，網路名人及明星總是會分享保養的要訣，就是多喝水和食用多種蔬果。皮膚角質層的含水一定要足夠，才能看起來彈潤有光澤，每天二千毫升左右的飲水量就是簡單又便宜的保養品。另外在飲食方面，每日多蔬果（衛福部疾病管制署在最新的飲食準則指出，一天吃五份蔬果是不夠的，成人應攝取七～十三杯蔬果才能得到預防肥胖、心臟病、糖尿病和癌症的好處），搭配維生素A、B、C、E的補充，既能對抗氧化、減少發炎反應，又可減少黑色素沉澱，預防斑點及皺紋產生，也是施行難度低的基礎保養。

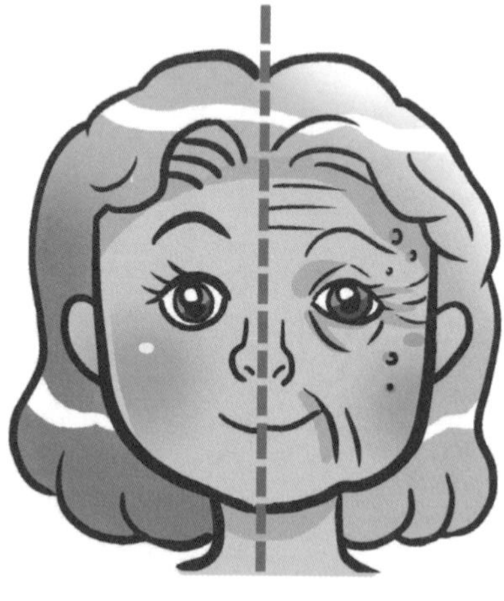

圖 3-1　有保養的臉蛋看起來就是比較年輕，缺乏注意的臉蛋容易出現額頭紋、魚尾紋，眼周有斑、臉頰有幾顆痘痘、下巴有些許皺紋等。

各種維生素的美膚效果

維生素	效果	推薦食材或常見中藥材
A	促進膠原蛋白、彈力纖維新生、預防皺紋	胡蘿蔔／魚肝油／豬肝／菠菜／芝麻／覆盆子／枸杞／白朮
B	減少發炎、潤澤皮膚	杏仁／起司／蘑菇／動物內臟／黃豆／蛋黃／人參
C	抵禦紫外線、預防黑斑	新鮮蔬菜／辣椒／芒果／檸檬／紅棗／山楂／蘆薈／羅漢果
E	強健肌膚、中和自由基	豆芽／小麥胚芽／雞蛋／高麗菜／玫瑰／核桃

除了醫美雷射，中醫針灸也能讓臉蛋回春

針對抗老除斑的醫學美容項目不勝枚舉，各式雷射治療、美容液導入、音波拉提、肉毒桿菌注射等，都是為了改善因為肌膚老化產生的種種狀況。短時間內確實可以明顯感受到皮

膚狀態有進步或緩解，不過門診中常遇到女性患者提到因為醫學美容，結果皮膚變乾、變薄，黑斑依舊反覆出現，有些病人還會反黑，或是皮膚變敏感，容易泛紅、搔癢，尤其是雷射治療者最常見。雷射是利用不同波長（能量）的光束處理皮膚淺層至深層的色素沉澱，並刺激膠原蛋白新生，促使皮膚返回較佳狀態，達到祛斑、除皺、細緻的效果。可是皮膚反覆接受高能量光束，難免會有副作用出現，想要靚顏又想避免後續問題，首先當然要控制雷射的頻率及間隔時間，一般大約三～四週一次為佳；再者，雷射治療後記得要避開刺激性食物（烤、炸、辣、油、堅果、甜食）一週，並加強居家保溼敷臉。如果實在沒有辦法忍受雷射的疼痛或可能會有的後續狀況，或許可以試試中醫的針灸美容。

中醫針灸美容是利用極細的針具，在臉部或頸部的穴位，順著局部肌肉紋理方向，以針刺並留針的方式進行治療，簡單來說，就是在臉頸頭部針灸，藉此處理皮膚問題。針灸美容的優點是刺激量比雷射小，

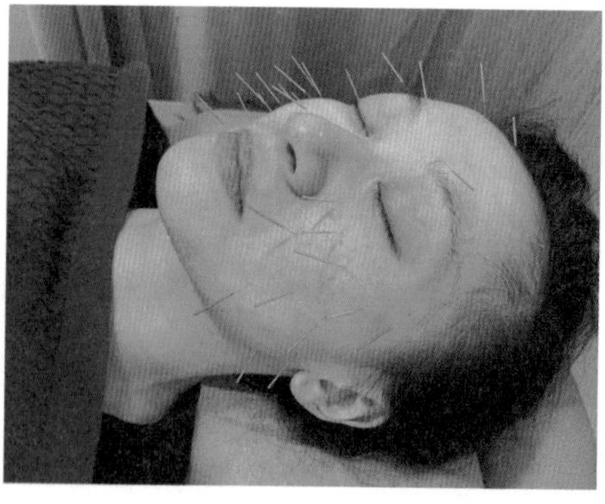

圖 3-2　美顏針

不會出現雷射治療常見的副作用，而且也可以讓皮膚亮澤、緊實、減少紋路、淡化斑點。但相對的，因為刺激量比較小，建議一週針灸一～二次，且累積六～十次（或以上）才可達到穩定效果。另外，每個人臉部微血管分布狀況不盡相同，極少數會產生局部瘀血的情形，不過通常避免按摩且加強熱敷約一週即可消散。

匿齡保養，按摩、茶飲自己來

「沒有醜女人，只有懶女人」，想要匿齡，日常居家保養少不得，我每天的門診時間偏長，也有兩個稚齡的小孩需要陪伴，但因為愛漂亮，除了基礎保養外，還是會在一星期內找兩天加強局部保養，再針對自己的體質開一些養生茶或湯藥，健康又抗老。

以下提供一些可以改善皮膚循環、增加潤澤度和有抗氧化效果的穴位按摩及中藥茶飲，也會提到適宜使用的體質，讓我們一起變身「匿齡美女」！

穴位按摩

一、背面：風池、肩井點按壓；頭頂百會至耳尖上沿線點按壓。

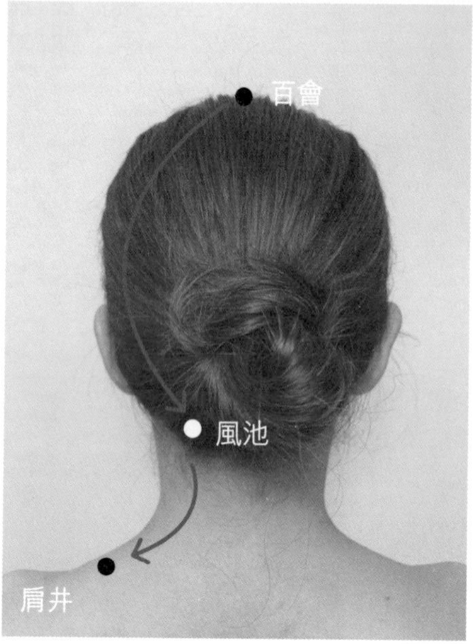

圖 3-3　背部按摩示意圖

二、正面：眉心（攢竹）至眉尾（太陽）點按壓，睛明沿眼袋至太陽點按壓，鼻翼（下迎香）沿顴骨下緣至耳前（頰車）點按壓，（嘴角）地倉至耳前（頰車）點壓按，頸部由下往上單方向輕輕摩擦。

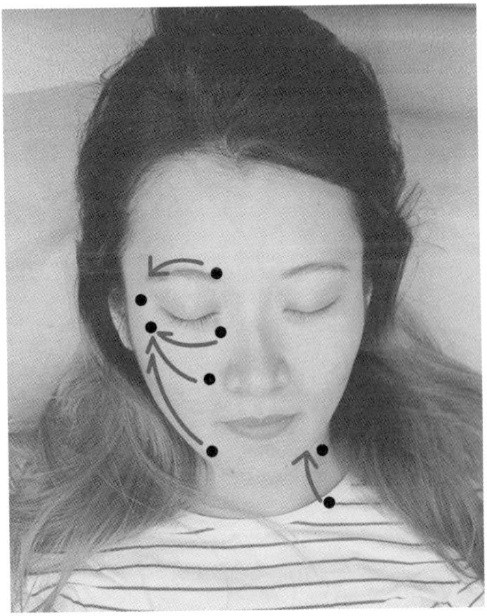

圖 3-4　可以依照圖中標示按壓，一起成為匿齡美女。

三、每個步驟各重複三～五次。

茶飲

一、**黃精養潤茶**：怕冷、容易疲倦體質適用。

成分：黃精五克、川芎二克、黃芪三克、五味子三克。

以三百～五百毫升沸水泡二十分鐘後可飲用，一天一～二次，經期暫停。

二、**蜂蜜銀花露**：怕熱、容易便祕、口臭體質適用。

成分：金銀花二克、甘草三克、茯苓二克、桃仁三克、蜂蜜十克。

以三百～五百毫升沸水泡二十分鐘後可飲用，一天一～二次，經期暫停。

三、**減壓抗氧茶**：容易緊張焦慮、壓力大體質適用。

成分：丹參二克、白芍四克、玫瑰花六克、含籽紅棗三顆。

以三百～五百毫升沸水泡二十分鐘後可飲用，一天一～二次，經期暫停。

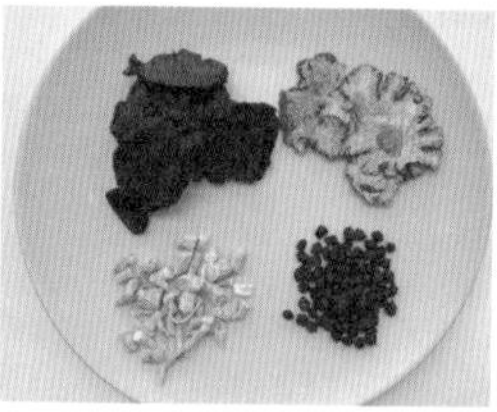

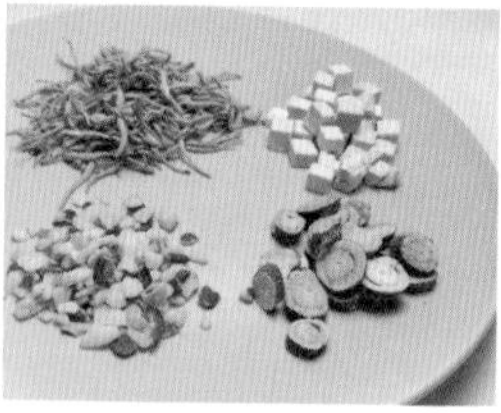

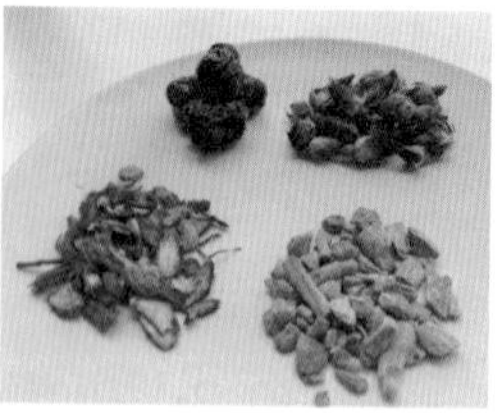

和痘痘說掰掰

愛美是天性，如果有什麼產品可以讓皮膚一直「白抛抛、幼咪咪」，我想女孩們一定會趨之若鶩，唯恐搶不到。痘痘和粉刺大概是除了黑斑、皺紋之外，最令女性困擾的面子問題了，而且每個年齡層都有機會發生，簡直防不勝防。

痘痘和粉刺在醫學上叫做「痤瘡」，指的是毛囊被老廢角質和過度分泌的油脂堵塞，細菌增生、毛囊發炎的一種皮膚病。毛囊堵塞，發炎不明顯者為粉刺；紅腫突起，有化膿現象則是面皰（痘痘）。痤瘡除了喜歡長在臉上外，下巴、脖子、前胸、後背、手臂、臀部也是常見的好發位置。

雖然臉上、身上都可能會長痘痘、粉刺，但從中醫的角度觀察，因年齡層、體質的差異，長的位置也不盡相同。青春期的青少年因為賀爾蒙變化，比較常見到額頭長痘痘；二十～三十五歲的女生，多半和生理期週期相關，長的位置常見於下巴和嘴巴下方；三十六以上，長大顆痘痘的機會相對較少，以粉刺比較多發，發作原因和壓力、作息不正常或身體疾病有關；五十歲以後，雌激素分泌量下降，痘痘、粉刺就很少見了，反而是肝斑、細紋為主要問題。

長痘痘的人體質各異，但多少都夾有肝火、胃火或虛火，所以臨床上總是需要搭配偏苦寒的清熱藥材，才能有效治療，療程要持續一至三個月，嚴重者甚至要用水煎藥調理。配合外用藥物也是讓治療事半功倍的重點之一，內服改善體質，減少皮脂腺出油狀態，外用藥膏加強局部消炎、清膿、癒合的效果，也能改善色素沉澱。很多人來中醫看診都希望以調理體質的方式改善痘痘，卻不重視皮膚本身的清潔及養護，常常都是一問三沒有：沒有正確洗臉、沒有塗擦藥膏、沒有使用保養品，對於藥膏也覺得可有可無。

許多人會有這樣的迷思：長痘痘是皮膚過度出油，所以要把臉洗乾淨，一天洗個三、四次，也不敢擦乳液或化妝水，結果皮膚愈洗愈糟，這種情形特別容易出現在三十歲以上的女性。雖然是面皰、粉刺，這一類型的女生卻因為皮膚太乾、缺乏水分，導致皮脂腺分泌異常。我自己也有過類似問題，起初以控油產品為主，搭配中藥調理皮膚，但是粉刺還是常常冒出來，不一定有膿，可是很腫、很痛，後來嘗試加強保溼，先用化妝水溼敷，加上凝膠類或清爽型乳液產品，發現效果很好，膚況更穩定。如果妳來看皮膚問題，發現我說要多保溼，不要疑惑，做就對了。

除了內服外用藥物治療、皮膚的清潔保養，飲食習慣和作息的調整也可以幫助穩定膚質。洗臉一天最多兩次，除非出入的環境特別多髒汙，不然早、晚各洗一次臉，清潔效果就已足夠了。洗臉的產品也是各有春秋，我沒有特別推薦哪一家的洗面乳，只要能夠搓出細緻的泡泡，輕輕擦抹全臉及脖子約一分鐘，再以清水洗淨，效果都很好。再者要避免高油脂、高熱量的食物，例如巧克力、起司、洋芋片、油炸、燒烤、堅果類，忌甜食也能有效避免長痘痘。睡眠時間要充足，並在對的時間睡覺，我建議每天晚上十一點以前上床睡覺，而且好的睡眠持續六～八小時，才是良好的睡覺習慣。膚質易長痘痘、粉刺的妳，不妨用三個月試試看我的方法吧！

可以內服中藥調理治療痘痘，外用敷臉或擦藥是不是也有效？妳答對了！當然可以用中藥擦在臉上或出問題的皮膚。臨床上，我也常用中藥藥膏搭配內服藥調理病患的膚質，例如黃芩、黃柏、金銀花、桃仁、白芷、蘆薈、乳香、沒藥、三七等，這類外用中藥製作相對麻煩，有時要用酒精萃取，有時是用油脂泡出有效成分，有些要煎煮過才能使用。我也曾經嘗試用藥粉加綠豆粉調成面膜，只是痘痘肌如果有傷口，或伴有敏感膚質，面膜粉的顆粒比較粗，相較之下藥膏或藥水就不是那麼適合。

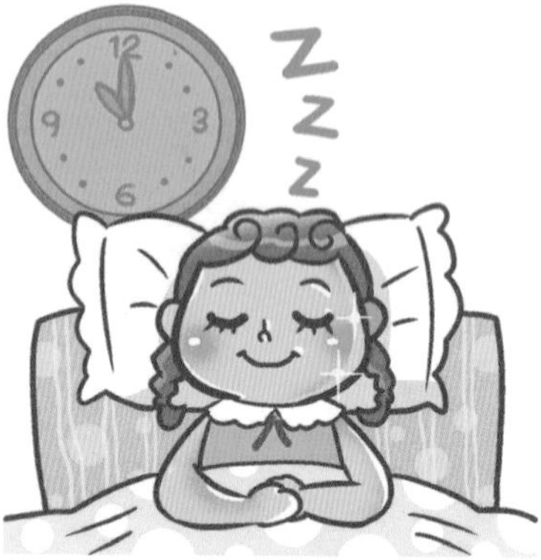

圖 3-7　充足的睡眠和良好的作息是抗痘去粉刺的不二法門。

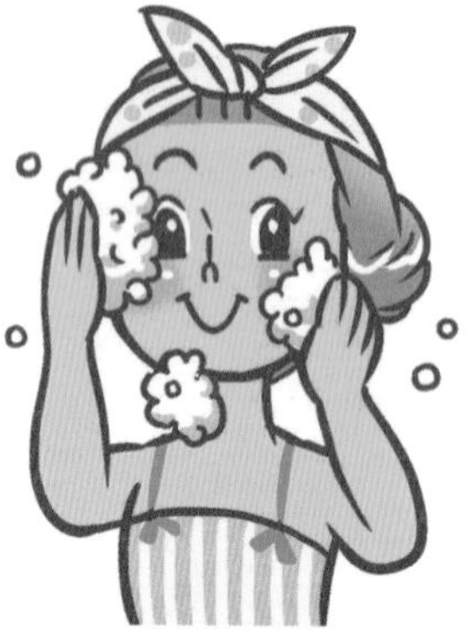

圖 3-5　用手搓出細緻泡泡，輕抹全臉和脖子一分鐘，再以清水洗淨就可以達到很好的效果。

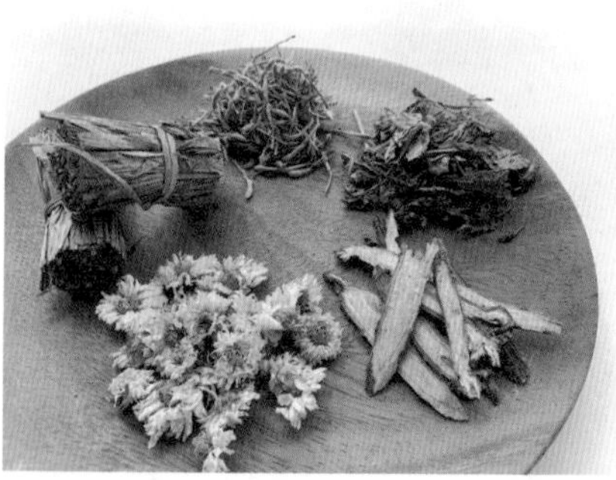

圖 3-8　中醫常用的皮膚藥材：金銀花、黃芩、薄荷、菊花、淡竹葉。

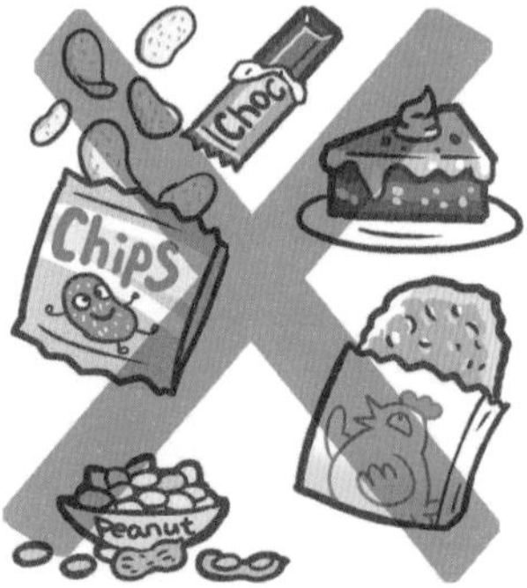

圖 3-6　勇敢和這些食物説掰掰。

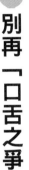

別再「口舌之爭」

「嘴巴又破了，吃東西好痛！」美華是位護理師，在醫院第一線照顧病患，因為輪班工作，睡覺時間不固定，又睡得很少，每到生理期將近，嘴巴裡一定會破好幾個洞，就算擦口內膏也要很久才會癒合，可是一到下次月經，同樣的問題又會重複出現，讓她困擾不已。由於擦了藥膏仍然反覆發作，美華來診所找我，希望用調理的方式改善症狀，沒想到吃一個禮拜的中藥，嘴破就恢復了，在我的要求下又繼續用中藥調理一個月，之後再也不用每天抹藥膏，也可以開心享用各種美食，她感到非常高興。

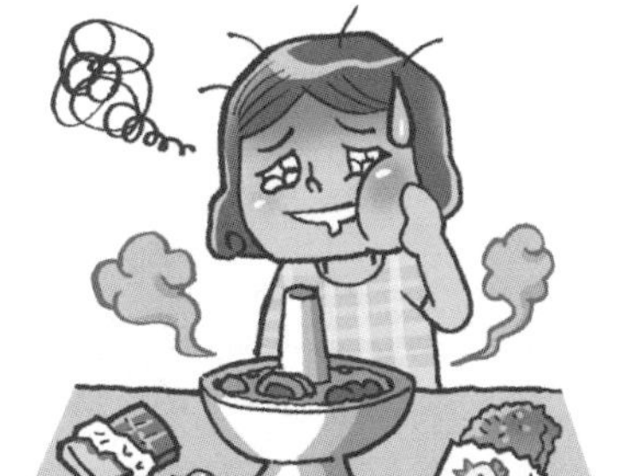

圖 3-9　想體會想吃卻不能吃的感受嗎？

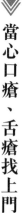

當心口瘡、舌瘡找上門

口瘡、舌瘡是很常見的口腔黏膜潰瘍病症，可能在進食時不小心咬破，可能在熬夜後發生，也可能出現在腸胃功能較差或免疫力低下的病患，有些時候更得留意口瘡是癌症的表徵。

我在臨床看診時見到的口瘡、舌瘡中，大人最常出現於**熬夜、睡眠不足、壓力大**的青壯年族群，而女性病患在**月經前、更年期前後**，平時**嗜食巧克力、烤炸、辛辣食物**的人也很多見。從中醫的觀點來看口腔潰瘍，病位在胃、心、腎，多半和火氣有關，只是這個火分為實火和虛火。

實火多是脾胃之熱或肝鬱化熱，通常這類口瘡會突然破好幾個地方，非常疼痛，而且口渴喜冰、大便乾硬、怕熱、臉色比較紅，經前特別容易發生。

虛火則以胃陰虛或心腎陰虛造成的火氣為主，這種口瘡常常反覆發生，一個地方好了，別的地方又破，雖然不會很痛，但可能會合併多夢、睡不好、食量變小、吃一點就飽、手心腳心特別容易發熱。

但也有少數人屬於虛寒證型，這類口腔潰瘍好得特別慢，不太痛，患者也會反應體力較差、容易疲倦，排便通常稀稀軟軟，喜歡喝溫水，比較怕冷。

針對不同證型的口瘡、舌瘡，各有不同的中藥處方，例如胃火旺盛者可以使用清胃散、涼膈散；虛火類型用玉女煎、知柏地黃丸；虛寒證型則選用理中湯、右歸丸等。臨床還需要針對全身症狀、病情變化和月經週期來選藥搭配，並非一種藥、一個方用到底，這也是中醫很少開慢性處方籤的原因。不管是虛性還是實火的嘴破，輕症的患者通常一個月內就能緩解症狀，如果吃了一個月的藥還是時常或偶爾發生口瘡、舌瘡，表示妳的體質比較複雜，狀況比較嚴重，更需要耐心調理，經驗上三～六個月是會逐漸好轉的。

飲食、作息多注意，口腔保健沒煩惱

由於口腔潰瘍最主要和免疫力下降、血液循環變差、黏膜細胞受損有關，而女性又特別容易因內分泌變化或失調造成上述情況，所以平時的生活保養，提升身體抵抗力，對於減少口瘡再發生就顯得非常重要。飲食當中，我建議**增加蔬果類食物的攝取**，尤其是富含維生素B的黃綠色蔬菜、番茄、菠菜等，青花菜、地瓜葉、高麗菜、柑橘類、奇異果等則有較多維生素C，可增強免疫力及加速黏膜傷口癒合。而巧克力、洋芋片、烤物、炸物、辛香料過多的料理，在口瘡頻發的時候應該忌口，也不要隨便吃補品、藥膳、滴雞精。除此之外，**調整**

作息、避免熬夜過勞、適當紓壓，穩定自律神經系統及免疫系統，女生在**生理期前後更要注重飲食及睡眠狀況**，以減少口瘡發作機會。

中醫也能治過敏

「醫生，我的手指、手掌常常起水泡，而且好癢！」

「我的身上常常會有紅色疹子，很癢，如果身體熱的時候更癢，晚上也常常癢到睡不好，抓的時候有像水的液體滲出來。」

「西醫診斷是慢性蕁麻疹已經一年了，可是西藥怎麼樣都好不了，很煩！」

「我從小就有異位性皮膚炎，本來已經好了，出社會工作後又冒出來，又乾又癢，怎麼辦？」

皮膚過敏是一件極度擾人又惱人的事情，不僅因為病灶搔癢、破皮影響生活品質與睡眠，反覆發炎、泛紅、傷口脫皮結痂、色素沉澱影響皮膚的外觀，嚴重的皮膚問題更會進一步影響到人際關係和工作。

常見的過敏狀況

曾去西醫皮膚科求診的人肯定會發現，好像只要是皮膚癢、紅、起疹子，西醫都會診斷為「溼疹」，可是皮膚又不一定會溼溼的，為什麼要叫溼疹？是因為體內很溼或環境潮溼才得溼疹嗎？

溼疹的英文名稱叫做「eczema」，泛指一系列的急性、亞急性、慢性過敏性皮膚發炎性疾病，顯微鏡下的皮膚切片會看到許多淋巴球聚集；急性期的皮膚發炎除了發紅、搔癢之外，確實比較容易見到水泡或有分泌物（流湯）、溼溼腫腫的狀況，但是在亞急性期與慢性期，更常看到乾燥、紅疹、脫皮，甚至是角質增厚、皮屑粗厚、乾裂出血的情形。溼疹涵蓋的層面十分廣泛，汗疹、汗皰疹、異位性皮膚炎、接觸性皮膚炎、日光性皮膚炎都算是溼疹，我們以為是痘痘肌的脂漏性皮膚炎、酒糟，其實也屬於溼疹的一種。

蕁麻疹是另一類皮膚疾病，表現為皮膚明顯搔癢及皮膚澎疹（大小不一），顏色通常不會很紅，也不一定在哪裡出現，最常見是過敏性蕁麻疹，主因是吃到、摸到、碰到或吸到過敏原，身體發生過敏反應，組織胺大量出現，引發皮膚的血管擴張、短暫性皮膚浮腫，這種也稱為「急性蕁麻疹」；如果反覆發作超過六個禮拜，而且不一定有接觸到特定過敏原也會發作，屬於「慢性蕁麻疹」，這一類可能是急性蕁麻疹控制不良，反覆發作導致，有些人是皮膚劃痕症（又稱「人工蕁麻疹」），皮膚被抓、被劃就會起澎疹，有些人是因為身體有免疫性疾病，波及皮膚而導致蕁麻疹，更多人的病因並不明確，而且在壓力太大、睡眠不足、生理期前後也可能會誘發皮膚紅腫癢，有時西醫會說這種蕁麻疹是體質問題，必須長期服用抗組織胺控制。

溼疹患者大多體內有熱，蕁麻疹則有寒有熱

真的很多人來門診時會問：「西醫說我有溼疹，是不是身體溼氣很重的意思？」溼疹在中醫可見到「浸淫瘡」、「溼毒瘡」、「溼瘍症」有類似的描述，急性發炎時，皮膚表現出發紅、腫、癢、搔抓之後會看到有分泌物（流湯）和破皮，這樣的情形會歸類為「風」、「溼」、「熱」、「毒」，治療上多會選用有疏散風熱、清熱利溼、瀉火解毒功效的藥材或藥方，例如清上防風湯、消風散、甘露消毒丹、龍膽瀉肝湯、連翹、黃芩、黃柏、白鮮皮、苦參根等，減輕局部的發炎反應，改善皮膚的症狀。

到了亞急性期，皮膚病灶多半會變得較為乾燥，許多紅色、紅紫色丘疹、搔抓破皮結痂

的痕跡，以及少量脫屑的狀況，「風」、「熱」、「毒」的比例較重，溼的情形減少了，但是病位較深，此時選藥會著重在瀉火解毒、清血熱，並視脫屑乾燥的情形加入一點點養陰血的藥材，如黃連解毒湯、柴胡清肝湯、金銀花、赤芍、蒲公英、茵陳蒿、梔子等。

當皮膚問題反覆發生，持續發炎，進入慢性期，通常病灶看起來十分乾燥，摸起來粗粗、厚厚的，顏色也會變成暗紅或偏咖啡色、色素沉澱的樣子，此時便以「熱」、「毒」、「瘀」、「陰血虛」為主了，用藥需要搭配一些活血化瘀、清熱養陰的藥材，像是溫清飲、血府逐瘀湯、清營湯、玄參、地骨皮、知母、牡丹皮、青蒿等藥。所以，溼疹可能有溼，可是絕大部分都有熱、毒的情形。因為需要清熱解毒，服用治療溼疹的藥物就要有心理準備，苦味會特別明顯，而且苦寒的藥物容易傷胃，一定要在飯後盡快服藥，讓藥物和食物一起在腸胃中消化吸收，才能減低藥物對腸胃壁的刺激。

會不會有人體質偏寒、偏虛，可是又有溼疹、異位性皮膚炎呢？有的。例如想來看皮膚問題，也是慢性鼻過敏的小患者，如果使用苦寒的藥物，皮膚的情形會改善，不過爸媽會發現小朋友的噴嚏、鼻水變嚴重；若是使用溫散寒溼、改善鼻過敏的藥方，皮膚又會開始起疹子、晚上癢到睡不著。或有些女性患者想處理溼疹問題，服藥後皮膚症狀愈來愈好，可是會抱怨開始吃溼疹的中藥之後，月經來潮會出現經痛的問題。這些例子都是皮膚有熱，體質卻夾雜有寒有虛的情形。那該怎麼處理比較適當呢？我認為比較好的治療方式是寒熱藥物兼用，因時隨症變化比例和劑量。

人體是複雜的機體，每個器官系統的運作機能各有特色，生病的時候容易出現特定的變化，所以可能寒熱兼有、虛實夾雜，臨床上便會見到溫涼並用、攻補兼施的處方治則。女生身體又更為複雜，還有月經週期需要考量，需要不斷視患者病情變化及服藥反應來調整處方。以溼疹來說，皮膚確實要使用較為苦寒的藥物治療，但假設患者還有消化不良、過敏性鼻炎、月經不調的症狀，我會和患者充分溝通針對各種病症共同用藥的難點、矛盾點，再幫她制定一個較為適合的治療計畫，在患者願意配合、耐心接受治療的情形之下，就能取得滿意的療效。

蕁麻疹呢？也是熱毒為主的皮膚病嗎？如同前段的描述，溼疹的皮膚有「發炎」現象，所以體內多少會有熱、有火氣；蕁麻疹是皮膚有「過敏」現象，但是不到發炎反應，而且每個患者發作時不一定伴隨一樣的症狀，大部分的人是處在悶熱環境、洗熱水澡後，或吃燒烤炸辣、起司類食物容易急性發作。皮膚發癢、澎疹這一種蕁麻疹屬於風熱證型，用藥上以疏風散熱的藥材治療，薄荷、菊花、桑葉、淡竹葉、消風散、五味消毒飲等；但也有人會在發作前起雞皮疙瘩、微微有怕冷的感覺，或是皮膚澎疹比較容易在冬季、天氣較涼時發作，澎疹的顏色淡紅，甚至完全不會紅，偏向皮膚色，這一類患者的蕁麻疹偏風寒性質，或是沒有火氣、但是皮膚比較敏感（中醫稱營衛不合），這些情況下，用桂枝湯、荊芥、防風、紫蘇會是不錯的選擇。

如果是慢性蕁麻疹，就必須調養體質和減少蕁麻疹發作的藥物並重，而不完全只是處理皮膚症狀的藥材，標症本質兼治，才有機會遠離慢性蕁麻疹。在初期尚未穩定病情，我也會請患者服用中藥，如果服藥當中蕁麻疹突然發作，癢到影響工作、生活、睡眠時，還是可以短暫服用抗組織胺緩和症狀，如此一來，不僅能夠改善生活品質，藉由持續的內服中藥，也會漸漸減少蕁麻疹的發作頻率和抗組織胺的使用頻率，脫離慢性蕁麻疹。

外用藥膏、乳液、藥浴可以局部調理皮膚，降低敏感度

內服藥可以由內而外，減少皮膚過敏發作的次數，外用藥也很重要，可以在局部發炎或過敏反應比較嚴重的區域，加強消炎、退紅、退癢的效果，便不需要為了控制病情而不停加重口服藥的次數或劑量。

以溼疹而言，病患的皮膚屏障功能不佳，容易過於乾燥，而且膚疹出現之後又會很癢，

不停搔抓而破皮，指甲的細菌趁機侵入脆弱的皮膚造成感染，所以照顧溼疹的皮膚，一方面內服清熱解毒利溼的藥物，體內調理，調節免疫系統；一方面使用苦參根、黃芩、黃柏、桃仁、防風、連翹等藥材做成的乳液或藥膏，同時達到保溼、修護、殺菌的作用。現在西醫對於反覆、難治療的溼疹、異位性皮膚炎的照護，還特別強調「溼敷」的療法，在病灶局部洗澡沖溼後先抹上藥膏、藥用乳液，再用冷開水浸溼的純棉紗布完整覆蓋有紅疹的區塊，外層再纏一層乾燥的純棉紗布，如果敷料乾掉了，要定時噴上乾淨的開水或再抹上乳液，一次敷二到三小時，視溼疹嚴重度一週二到三次或一至兩週一次，可以有效緩解症狀，避免搔抓、皮膚溼度夠，防禦力就能增強。我會在患者皮膚沒有開放性傷口、沒有流湯流膿的時候，建議用中藥煎煮的藥水浸泡藥浴和以有中藥成分的藥膏進行溼敷治療，病患居家敷藥之後常回饋確實能夠止癢和加強傷口退紅、復原。年紀小的嬰兒或很難配合口服藥物的小朋友用這種外治方，利用皮膚吸收藥物，也能改善膚況、減少皮膚過敏的現象，家長大多反應說效果很好。

若是蕁麻疹的話，在特別癢的部位以薄荷、荊芥、防風、金銀花、當歸尾等藥材進行藥浴，舒緩癢感及消腫退紅的效果很快、很明顯，通常浸泡十至二十分鐘就會感覺比較舒服。

如果想口服中藥減敏、調理身體，又想同時配合抗組織胺、類固醇或含有抗生素的藥膏，會不會有衝突呢？如同平時內服中藥和發作時短暫服用西藥緩解症狀，使用西藥藥膏是局部讓皮膚吸收藥物，在短時間內減少皮膚不適的情形，進而避免因為搔抓而導致的破皮感染，加速肌膚復原，我並不排斥。不過如果需要頻繁使用類固醇類的藥膏產品，我比較建議以中藥外用藥合併使用，否則過度使用類固醇藥膏比較容易產生副作用（皮膚萎縮變薄、微血管擴張等）。

積極保溼，避免接觸過敏原及特定食物，可以減少皮膚過敏發作

有鑑於溼疹、異位性皮膚炎、蕁麻疹的患者皮膚較為敏感，雖然有時發作不一定和接觸過敏原相關，但是在日常生活中多注意一些細節，還是可以減少對皮膚的刺激，對於反覆發作的情形，還是有幫助的。在這邊條列一些居家保養的方式，希望妳在使用藥物治療之外，也可以預防皮膚問題發作。

一、保溼：溼疹、異位性皮膚炎的人，皮膚角質層很容易散失水分，一旦缺乏水分，防禦力就會下降，而在發炎時照顧不當或持續搔抓，皮膚更缺水，搔癢、發炎症狀更嚴重。要阻斷這個惡性循環，平時就要做好保溼，有許多針對敏感膚質、異位性膚質適用的乳液、乳

霜、油膏，不含香精、防腐劑、刺激性物質等，可以強化我們的皮膚角質層，使皮膚狀況穩定健康，使用次數一天二～三次，沐浴後使用效果最好，或隨身攜帶，皮膚乾燥時隨時補擦。

二、衣物以天然棉質為佳：平常盡量穿著天然棉質的衣物，而且不要太過緊身，衣物和皮膚的頻繁摩擦對於皮膚就是一種刺激，很容易加重皮膚敏感程度，尤其是蕁麻疹患者，更要注意衣物材質的選擇，以及穿衣的舒適度。

三、夏季避免日晒：溼疹、異位性皮膚炎、蕁麻疹的皮膚比較怕熱、怕流汗，夏季要盡量避免日晒或環境過於悶熱，流汗後也要盡快擦乾，以免汗水及皮膚溫度上升導致膚疹、搔癢的發生。

四、溫和清潔：過敏性膚質本來就很敏感，皮膚防護力不好，如果再頻繁使用洗浴產品，皮膚會更乾、更癢、更敏感。我一向建議患者沒有大汗淋漓、汗流浹背，不是在戶外工作，常常弄得滿身髒汙的話，用清水沖洗身體就有清潔的效果了，也不需要使用磨角質或粗糙表面的清潔用具，而且水溫不宜過熱，稍微有點溫溫或涼涼的比較適合，以免洗去過多皮膚油脂。另外準備敏感、過敏膚質適用的洗潔產品，身體比較髒的時候少量使用，快速清潔，減少泡沫停留在皮膚的時間，也不要使用皂類的清潔劑，因為皂鹼的洗潔力很強，對於異位性膚質是不合適的。

五、暫時避免化妝：如果妳有化妝習慣，溼疹、蕁麻疹又時常在臉部發作，最好先避免化妝一段時間，化妝品會造成皮膚的負擔，很多化妝品中含有礦物質及香料成分，不小心會加重皮膚過敏的情形，而且化了妝還得用較強的洗卸劑清潔，對肌膚而言更容易造成刺激，真的是能免則免。若是職場需要而不得不化，也要慎選不含香料、不易致敏的化妝品，而且以淡妝為主，不要擦太厚。

六、注意飲食：溼疹、慢性蕁麻疹的發作不一定和吃進去的食物有關係，但是我從臨床觀察，某些特定食物，像是辛辣、烤物、炸物、堅果、巧克力等較刺激、油膩的食物仍然會加重皮膚症狀或使過敏發作變得頻繁。在病情尚未穩定時，節制攝取這些色香味較重的食物，仍然是有好處的。另外，像芒果、鳳梨、奇異果、水蜜桃（皮有毛）等水果，也有患者描述在短時間內吃很多，皮膚就開始起疹子、紅癢，發作期還是不碰為妙。

七、養成規律作息：妳會不會覺得熬夜、睡眠不足、工作壓力大時，皮膚也比較不穩定呢？確實有些研究調查發現負面情緒、環境壓力過大時，身體的內分泌系統會產生變化，導致皮膚微血管擴張、過敏物質釋放而加重皮膚過敏的症狀。我有許多皮膚過敏的患者，會在月經來潮前莫名突發皮膚搔癢、膚疹、泛紅等現象，所以平時養成規律作息，不要超過晚上十一點睡覺，適時紓壓、鍛鍊身體、穩定情緒，也是改善皮膚過敏體質的方法之一。

找出原因讓頭痛遠離妳

妳也曾頭痛嗎？很少有人從來沒有頭痛的，前一天熬夜、睡太少、工作繁忙、壓力大、天氣太冷沒戴帽子、月子期間受風著涼、感冒、月經前後……很多情況都可能伴隨或導致頭痛發生。頭痛是一個很廣泛的症狀，只要覺得「頭在痛」，不管是頭的哪裡痛，怎麼痛，都叫頭痛。而做為臨床醫師，我的工作就是協助大家釐清頭痛的來源、辨別頭痛的寒熱氣血虛盛本質，再利用藥物或針灸、推拿按摩等方式緩解不適。在這裡將臨床上常見的原因歸類討論，並提供一些幫助預防及改善頭痛的方法，最重要是建議大家應該就醫的時機。

頭痛原因多樣，治療須釐清病灶位置和體質

為什麼會頭痛？頭痛的原因太多了，血壓升高可能會感覺頭脹脹、痛痛的，鼻竇炎發作時可能會額頭昏重、悶痛，有家族遺傳史的人有事沒事就頭痛，長時間用眼過度也會感覺眼

睛和整顆頭疼痛、脹痛，脖子肌肉太僵硬會感覺後頭緊痛，有些婦女因為產後月子期間受風著涼而頭痛，甚至腦部血管動脈瘤破裂或長腫瘤也會頭痛。而大家誤以為常常頭痛就是偏頭痛，其實「偏頭痛」是一個疾病名稱，指的是頭部單側（少數為雙側）像脈搏一樣抽動、疼痛，發作前可能會出現畏光、閃光、視線模糊，或是皮膚感覺、肌力異常等預兆，嚴重時會伴隨噁心、嘔吐，而且每次發作都是同樣的過程。

我在門診也常遇到月經前後容易頭痛的患者，而且為數不少，這一類的頭痛又稱為「月經性偏頭痛」，患者通常說：「當我頭痛的時候，就知道過〇〇天月經就會來了，每次都得吃止痛藥或請假。」這是因為女生月經週期中賀爾蒙濃度的變化（雌激素和黃體素的下降），造成血管張力變化而導致頭痛。

以頭痛而言，比較常見於「氣血不足」和「氣血鬱滯」的人，氣血不足的類型頭痛總是在很累、睡太少或月經結束的情況下發生，按摩頭部、休息、睡覺後症狀通常可以改善；氣血鬱滯的人則是容易在壓力大、久坐久站或經前感到頭痛，而且痛感比較劇烈，不喜歡碰觸痛點。而這兩類的證型又可以細分出寒熱屬性、偏氣或偏血的問題、還有牽涉哪一個臟器較多，如此對於臨床用藥就能更準確。起因於感冒、鼻竇炎、腫瘤、血管瘤、高血壓或青光眼的患者，應將重點放在治療主要疾病。

發作時止痛，緩解期養生

雖然頭痛的原因百百種，但西醫最常使用的藥物還是止痛藥，請妳在疼痛的時候服用，中醫又是怎麼處理這些五花八門的頭痛呢？中醫有一套分類體質的系統，醫師根據望、聞、問、切蒐集到的各種資訊，歸類到某類的「證型」（有時稱「體質」），再依妳的證型選擇適合疾病的治療方法（藥、針灸或其他），這個過程也叫做「辨證施治」。

「急則治標，緩則治本。」頭痛正在發作，痛到六親不認時，我想妳也聽不進去什麼體質、怎麼調理，趕快幫妳止痛才是首要。頭痛緩解之後，中醫調理的重要目標是改善身體狀況，減少、預防頭痛再次發生。以氣血不足的患者而言，人參、當歸、黃精、何首烏、黃芪、乾薑、紅棗等是常使用的藥物；氣血鬱滯的人比較

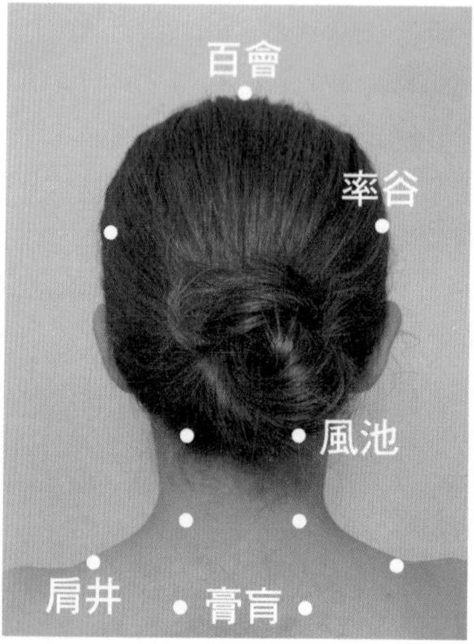

圖 3-10　在百會、率谷、風池、肩井、膏肓等穴位進行針灸能改善頭痛的症狀。

常利用柴胡、川芎、羌活、薄荷、吳茱萸、防風等疏風理氣藥。由於育齡期女生通常兼有兩種證型，所以臨床上藥物合併使用的機會也滿多的。針灸也具有一定的療效，配合每個人的頭痛原因，視情況運用頭皮針和頸、背部的穴位針刺，例如百會、率谷、風池、肩井、膏肓等位置，改善頭部氣血運行，搭配藥物的調理，讓治療事半功倍。

什麼時候要就醫呢？當頭痛發生的頻率偏高，明顯影響生活或工作品質，或是突然發生的劇烈頭痛、伴隨神經症狀（感覺麻木、肌肉無力等），都應該尋求專業醫師的協助，千萬不要有「聽誰說怎樣做頭痛就會好」之類的想法，以免延誤治療良機。

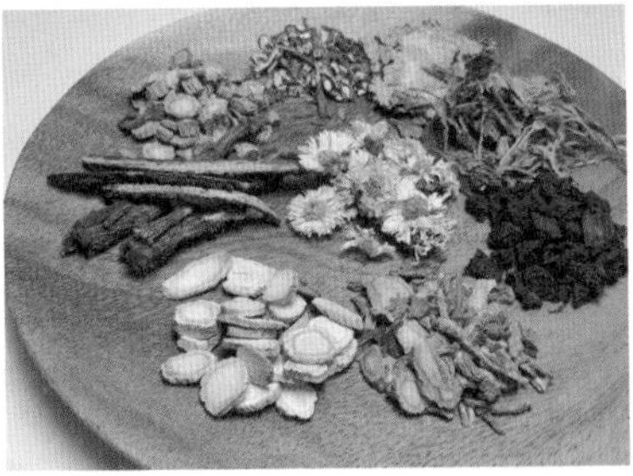

圖 3-11　常用頭痛中藥：柴胡、川芎、羌活、薄荷、防風、人參、當歸、何首烏。

如果經過醫師檢查看診，就是單純的週期性偏頭痛，除了平時的體質調理、發作時止痛藥治療，請試試調整生活習慣，可以幫助減少頭痛發生。

一、減少食用巧克力、紅酒：巧克力和紅酒含有酪胺 (thyramine)，會使血管張力產生變化，引發頭痛。

二、避免加工肉品及乳製品：避免火腿、培根、香腸等加工食品和乳酪、起司等乳製品，其他如煙燻的肉類，也容易誘發頭痛的發生。

三、勿以咖啡止頭痛：如果妳喜歡喝咖啡止頭痛，請注意了，雖然頭痛發生時喝咖啡可以發揮止痛效果，但是常常喝，會對咖啡因產生依賴性，一旦減少攝取，反而更容易造成頭痛，還有情緒低落的問題。

四、起身走一走：久坐的上班族常有背部、頸部肌肉僵硬、緊繃的狀況，也是造成頭痛的常見起因。設個鬧鐘吧！再忙也要活動筋骨，配合頸部肌肉和後頭側頭皮的按壓，每次按三～五個循環，每天

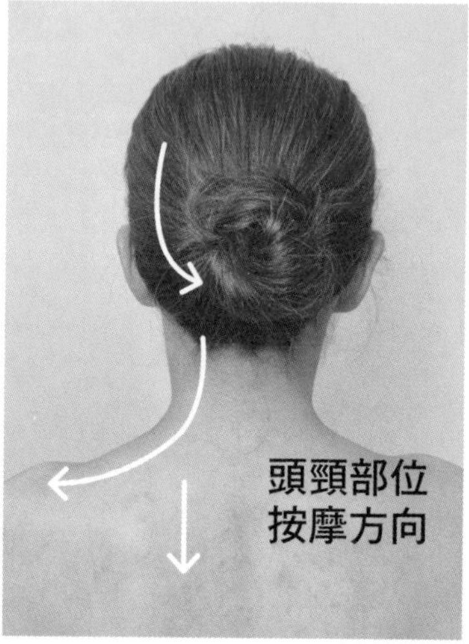

圖 3-12　依照圖中標示進行頭頸部按摩。

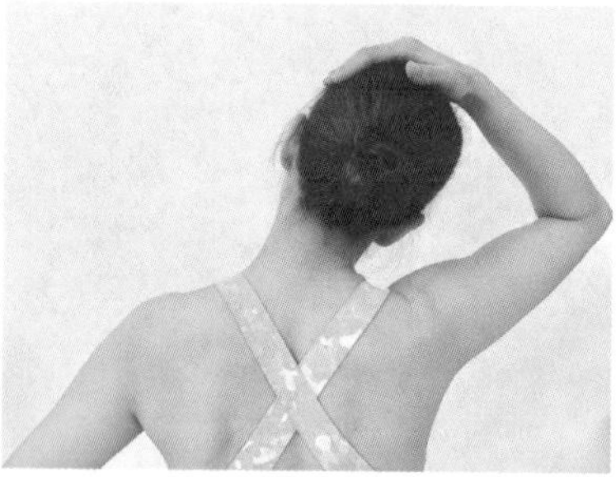
圖 3-13　進行頸部拉筋放鬆一下。

二～三次，效果不錯喔！

五、充足的睡眠：良好的睡眠品質，身體有足夠時間修復、放鬆，每天六～八小時的「好睡眠」能讓妳神采奕奕，面對壓力，減少頭痛發作。

六、吸收好油脂：好的油脂可以減少發炎反應，預防頭痛，以富含 Omega-3 的深海魚、橄欖油、亞麻仁油等做為飲食的油脂來源吧！既能預防頭痛，又能維持心血管、關節、大腦的健康，一舉多得。

預防中暑這樣做

近年來臺灣氣候愈來愈炎熱，聖誕節後才覺得冷，剛過完年就想要換下冬季衣物，南部連十二月、一月都不用穿外套，穿件薄長袖就不覺得冷了。也因為天氣太熱，家裡、公司開著冷氣，戶外卻熱度爆表，在室外上班或常出入冷氣房的人，很容易出現頭暈、頭痛、身體發熱、大汗淋漓、口乾舌燥等症狀，比較嚴重時還會出現噁心、嘔吐、疲倦無力、心跳加速，以上整狀西醫稱為「熱衰竭」（輕症），體溫不會超過四十度。若是體溫高於四十度，合併有意識不清、暈倒、皮膚異常乾燥，才叫做「中暑」（重症），電視上聽到熱死的案例通常都是屬於重症。所以外出、戶外活動一定要注意天氣預報，如果氣溫預計超過攝氏三十三度，不要忘記攜帶防晒、抗暑小物，若是發現有中暑跡象，就要盡快降溫處理。

花草藥茶涼涼喝，清暑退火解頭痛

下列兩種茶飲特別適合夏天出汗後容易感覺疲倦無力者，金銀花、淡竹葉可以清心火而有祛暑的效果；麥門冬、粉光參又能清補肺脾，屬於涼補的藥材，搭配使用幫身體降溫，也會比較有精神。

金銀花麥冬茶：金銀花六克、麥門冬十克，用八百毫升熱水浸泡十五分鐘，放涼後飲用。

竹葉粉光參茶：淡竹葉十克、粉光參三克，用八百毫升熱水浸泡十五分鐘，放涼後飲用。

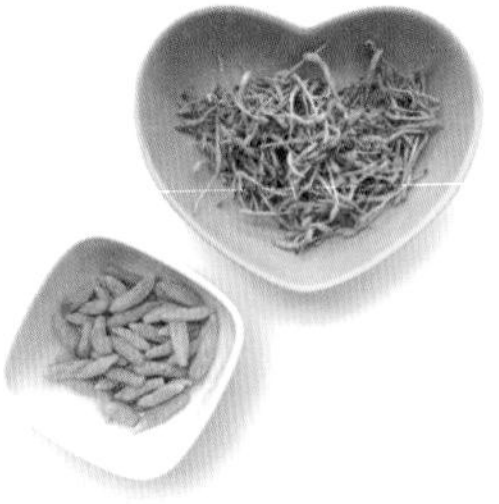

圖 3-14　金銀花、麥門冬。

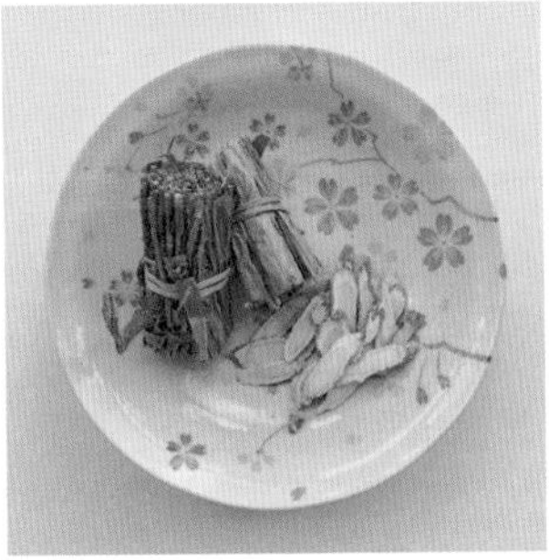

圖 3-15　淡竹葉、粉光參。

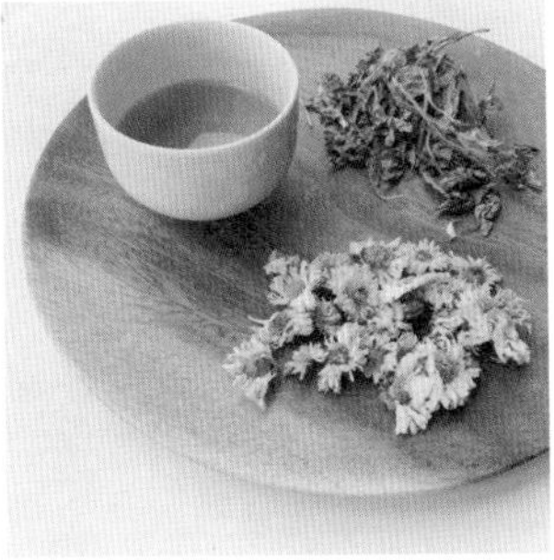

圖 3-16　薄荷、菊花。

如果只覺得身體燥熱、口渴、天氣一熱就會頭脹痛，可以試試看單用**薄荷**或**菊花**泡茶，這兩種藥材藥味輕，可以清肝火、解頭痛，口感也清涼舒服，較好入口，只是花葉類的藥材最好要注意來源，有經過農藥檢驗的才能安心使用。

預防暑熱：消暑小物、防曬小招

大熱天外出，最重要的就是攜帶帽子或陽傘，行走時盡量找有遮蔽的地方，不要為了小麥肌，頂著大太陽狂晒。另外自備開水和小毛巾，時常補充水分，真的很熱時，可以用小毛巾沾水敷後頸和額頭，也有降溫祛暑的效果。

還有幾種夏季常用的消暑藥材，可以泡成涼茶飲用，只要不過量，對於消暑解渴很有效喔！

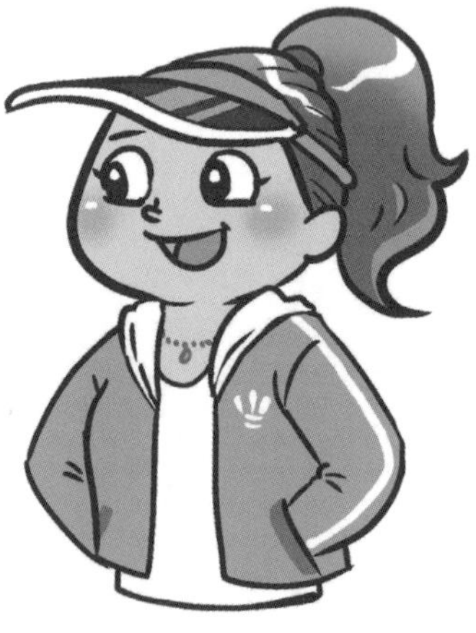

圖 3-17　外出請戴遮陽帽，穿著抗 UV 的薄外套。

刮痧也能解熱，一週一～二次為宜

常有患者提起自行刮痧解暑改善頭痛，這是一種傳統療法，只要是邊緣光滑的器具，湯匙或刮痧板都可以。刮痧前先用嬰兒油或精油擦抹皮膚，刮的方式請由上往下，由中心往周邊，單方向輕輕刮過五～十下，不需要大力或硬要刮出痧，也不要反覆來回、上下刮，不一定所有刮過的地方都會出痧，只要有刮就能產生改善氣血循環，讓熱氣、邪氣導出的效果。很多人都以為要刮到大片瘀青才有效，有時刮得太過反而會更不舒服，適度即可，如果刮痧無法改善症狀，就應該尋求醫師協助。

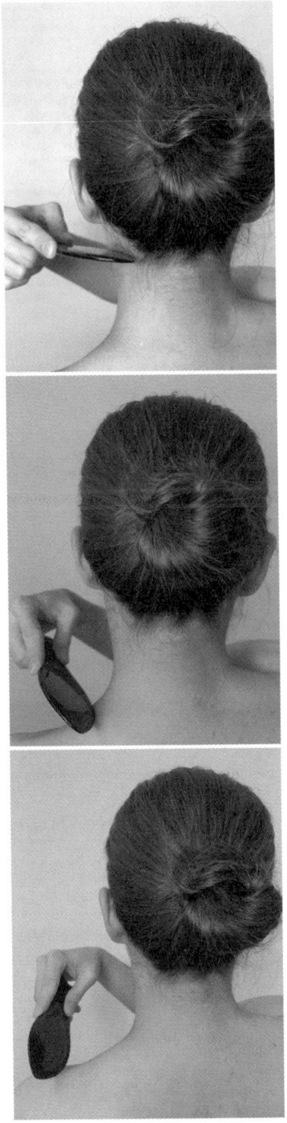

圖 3-18　請由上往下，由中心往周邊輕刮。

一夜好眠不是夢

「每天睡八、九個小時，可總是睡睡醒醒。」

「一覺到天亮，但是整晚都在作夢。」

「晚上睡得很好，白天卻時時想睡、精神欠佳。」

「妳睡得好嗎？」有些人不知道該怎麼回答這個問題。究竟怎樣才算是睡了一場好覺呢？

淺談睡眠障礙

一個睡眠週期可以切割成三部分：入睡→深眠→淺眠（作夢）→醒覺。一個睡

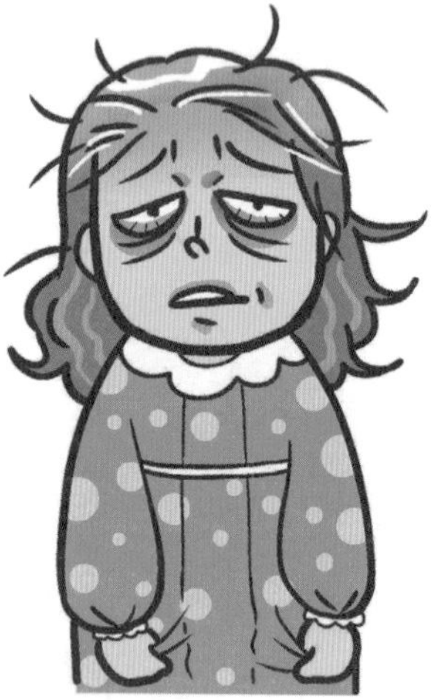

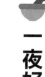

圖 3-19　睡眠不好時眼睛的黑眼圈很厚，看起來也蓬頭垢面，一副三天沒睡覺的喪屍模樣。

眠週期大約可以持續九十分鐘，夜晚的睡眠至少會經過四到五個週期，不過中間不會醒覺，直到第四或五個週期結束才會醒來，所以醫師會告訴妳至少要睡滿七～八小時，而且一覺醒來上個廁所或洗把臉就能感到精神奕奕。如果睡眠週期太短、中斷或沒辦法進入睡眠，就會造成睡眠障礙。我們可以把睡眠障礙分成幾個種類：

一、入睡困難：閉眼超過半小時仍無法睡著。

二、睡眠無法持續：睡睡醒醒，或是半夜突然醒來，醒來之後就睡不著。

三、無法進入深層睡眠：睡覺時都聽得見環境的聲響或整晚都在作夢。

四、睡眠週期中斷、減少：無法持續睡眠超過六小時或早醒，甚至一、二個小時就醒來，這類型比較常見於老年人。

五、睡眠品質尚可，但白天精神總是不好：常感到疲倦，這類型以年輕人居多。

如果妳的睡眠品質出現以上任何一種狀況，而且超過兩週以上，都應該要想辦法解決或改善睡眠品質。

為什麼睡眠會出現問題？有人是因為身體的症狀影響睡眠，例如筋骨痠痛、夜尿、皮膚癢、鼻塞咳嗽、腸胃不適等不舒服；有人是因為情緒、心理的影響，例如明天要早起趕車、本身有焦慮症或躁鬱病、自律神經失調、體內血清素濃度不足而睡不好；也有些人是由於年紀或賀爾蒙失調，像更年期婦女、老年人日夜顛倒或早醒。其他需要注意的可能是藥物的副作用，例如含咖啡因的感冒藥、血壓藥、類固醇等。

中醫處理睡眠障礙的原則，大致上都是安神藥為輔，體質調理為主，心氣不足的就用養心安神方，例如甘麥大棗湯，肝氣鬱結的就用疏肝解鬱安神方，如一貫煎，陰虛夾熱的就開養陰清熱安神方，如黃連阿膠湯……再依據不同的睡眠障礙類型調整處方內容，例如睡不著時可再加入夜交藤、丹參；睡不沉則搭配龍骨、茯神，多夢的患者加一些黃連。臨床處理方式依每位醫師各有不同，可以單純吃藥或單純針灸，也可以吃藥搭配針灸，甚至還有泡腳方、推拿按摩的治療方法。

想睡好覺，先靠自己

吃什麼藥、針什麼穴位，不是醫師大概沒辦法自己處方治療。但我們可以先用保健的方式調整生活習慣，睡眠就能因此獲得改善，這就是養生的觀念。

首先，禁止在睡前六小時再食用咖啡或含咖啡因的茶類、巧克力、可樂。咖啡因會提神，也會讓妳睡不著，偶爾可以攝取一點，但是用量不要大，也不要超過**下午兩點**還繼續喝咖啡提神。

第二，維持規律作息。建議每天維持約七～八小時的睡眠，並在固定時間上床睡覺。有些學生對我說放假時晚上都睡不著，一問之下，每天睡十二個小時，到中午才起床，加上沒有什麼運動，身體不累當然不想睡。

第三，改善睡眠環境，試著關燈睡覺。全黑的環境能夠使身體釋放褪黑激素，讓人容易進入睡眠，同時也要降低環境音量，睡前一小時不要使用3C產品，幫助身體準備進入睡眠。

第四，睡前三～四小時不要劇烈運動。想要讓身體累一點，選在睡前兩小時跑步三公里，結果反而睡不著。雖然適量運動會活化副交感神經，提升血清素濃度，讓人感到放鬆，但睡前太劇烈的運動反而會提神，讓精神更亢奮。

除了改變生活習慣，我再推薦幾個大家可以在家中操作的助眠法，希望能藉此擺脫無眠的夜晚：

一、**指壓頭皮**：在沐浴或晚上時，用十指的指腹，帶點壓力按壓頭皮，由前往後，由頭頂往後頭、頸部按壓，如果指頭沒力，可以握拳用手指關節來點按頭皮，按到頭皮有痠脹感就好，不需要按到痛，也不要用指甲抓頭皮，免得把頭皮抓傷了。

二、**丹田吐納**：也叫做腹式呼吸，簡單來說，想像用肚子在呼吸，吸氣時肚子會鼓起，吐氣時肚子會凹陷。每天睡前躺在床上，心無旁騖地練習，漸漸地身體就會感覺放鬆，我自己常常吐納到睡著。如果妳是屬於心事很多，有時會想東想西想到不好睡，可以試試看這個助眠法。

三、**丹參紅棗茶**：丹參六克、紅棗三顆、茯神六克，用四百毫升的熱水泡開後，於午後到晚上飲用，可以幫助入睡，讓睡眠比較深層。

四、**薰衣草足浴方**：桂枝五克、川芎五克、紅花五克、合歡皮十克，先煮成藥液，再加入冷水至適當水溫，

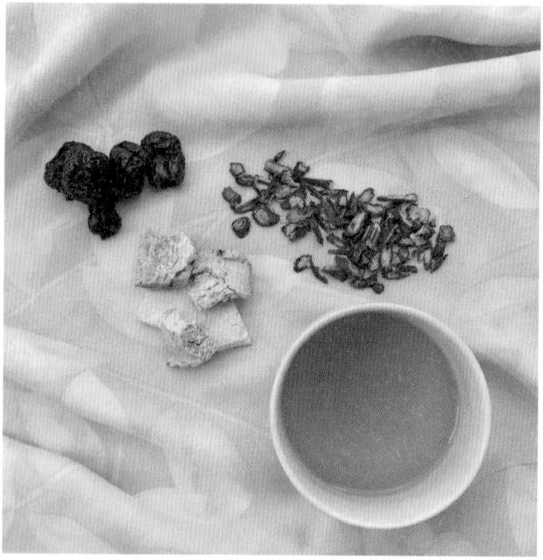

圖 3-20　丹參紅棗茶：丹參、紅棗、茯神。

可加入薰衣草精油數滴，泡腳約十五～二十分鐘（高度宜浸至小腿肚），在晚上沐浴後使用效果較佳。

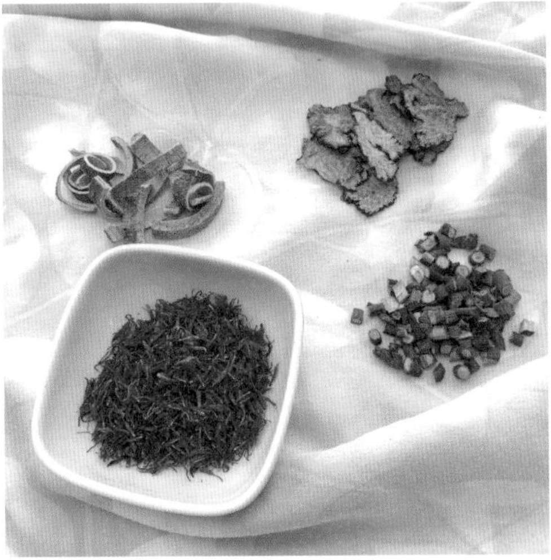

圖 3-21　薰衣草足浴方：桂枝、川芎、紅花、合歡皮。

打嗝、咳嗽，竟然是胃食道逆流?!

胃食道逆流是賁門括約肌鬆弛關不緊造成的疾病，賁門位於胃和食道之間，當我們進食之後，食物會順著食道進入到胃，賁門括約肌就會關緊，避免胃在蠕動消化的時候，食物又跑回食道中。

如果賁門括約肌無法正常關緊，食物就容易挾著胃酸逆流回食道中，造成「胃食道逆流」。妳可能會感到**酸水溢出**、**火燒心（胸口灼熱感）**，而且症狀在飯後及平躺的時候特別明顯。

不過，有時症狀不那麼典型，我的門診當中，有病人抱怨時常**打嗝**、**噁心想吐**、**喉嚨不適／疼痛／異物感**、**聲音沙啞**、**晚上平躺或吃完東西後容易乾咳**、**早上起床口苦口乾**，甚至有人因長期胃食道逆流，併發慢性咽炎、氣喘，而且食道長時間受到胃酸刺激，導致慢性發炎的情況下，可能有致癌風險，不得不注意。

胃食道逆流首重飲食禁忌

一、定時用餐，勿過飽

胃食道逆流患者的賁門括約肌功能已經變差，如果吃飯時間不固定、不定量，要嘛空腹數小時，要嘛一次吃到十一分飽，很容易造成胃酸分泌調節困難，胃的消化工作加重，胃酸逆流便會更難控制。最好三餐定時，注意用餐至六、七分飽，或是少量多餐。

二、忌辛辣、酸甜、油膩、咖啡因

胃的賁門原本就關不緊，如果本身消化功能差，又不忌口，貪食蛋糕、麵包、湯圓、粽子、麻辣鍋、炸物、咖啡、奶茶、多多綠等容易刺激胃酸大量分泌的食物，就只好等著酸水不停往上泛了。

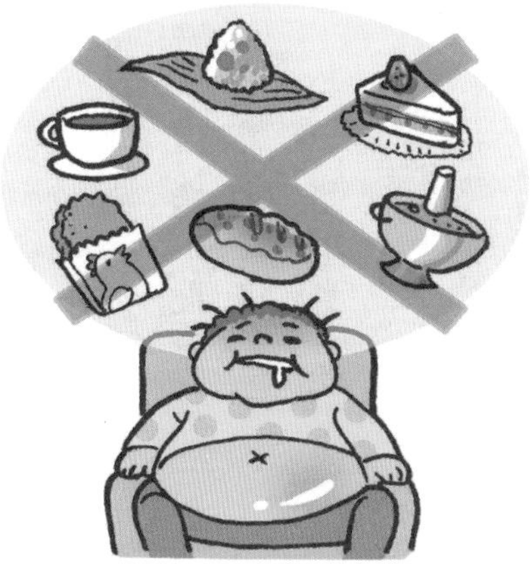

圖 3-22　請勿過量飲食和避免易刺激胃酸大量分泌的食物。

中醫疏肝健脾降胃氣，改善腸胃蠕動

中醫重調養，我們正常消化道蠕動方向是由上而下將食物從嘴巴一路送到胃、小腸、大腸，而食物經過消化之後，化為可供人體吸收的營養成分，這樣的生理機能靠的是**胃氣降**、**脾氣升**、**肝氣和**的調節控制。如果生活或工作壓力過大，導致氣血循環鬱塞不暢（肝鬱犯脾），或是長期便祕、食物總是卡在上頭（胃氣不降），或是腸胃本身功能不佳，胃酸分泌及蠕動異常（脾失健運），都會導致噁心、泛酸等症狀。

針對不同類型的胃食道逆流，中醫會有相應的藥物進行治療，例如肝鬱犯脾證可以使用小柴胡湯加半夏瀉心湯，胃氣上逆、有便祕困擾的可選麻子仁丸配橘皮竹茹湯，脾失健運者則以旋覆代赭石湯、吳茱萸湯等，臨床還需視每位病患的體質調整處方。

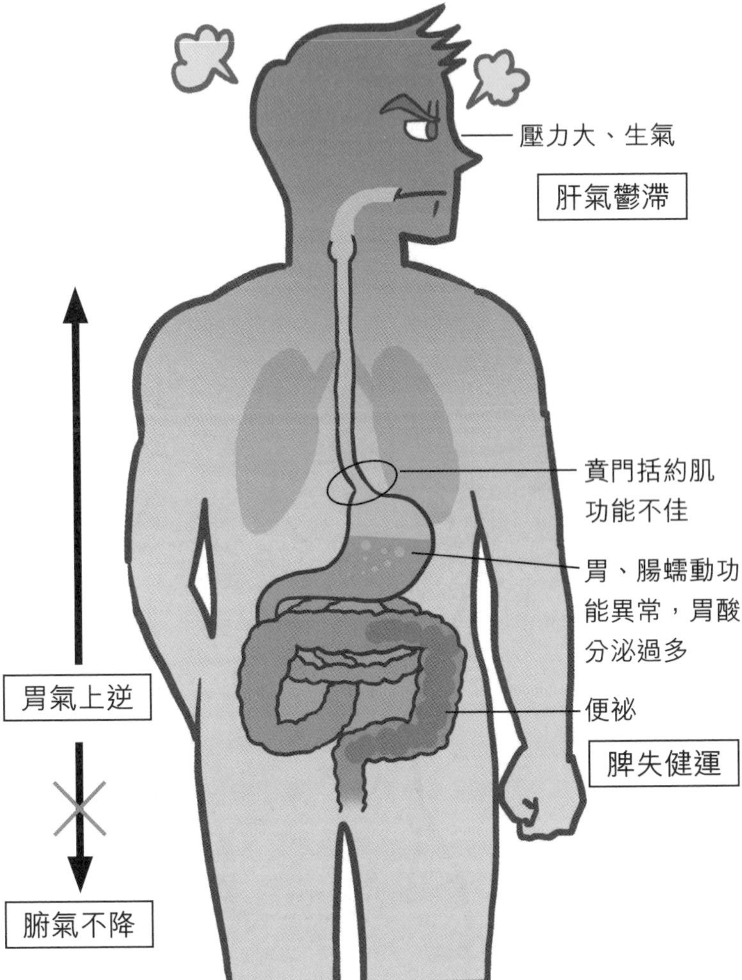

圖 3-23　人體消化系統透視圖

針灸輔助緩解胃酸逆流

不要以為腹脹、打嗝要靠吃藥才有效，我在門診中針對一些症狀特別嚴重、影響到生活或工作的患者，也會以針灸輔助治療，在腹部脾經、胃經、任脈的穴位刺激腸胃蠕動為主，搭配部分四肢的穴位調節氣的循行，加上內服藥，症狀既可較快改善，又能縮短療程，患者對於不用吃那麼久的藥都感到很開心。

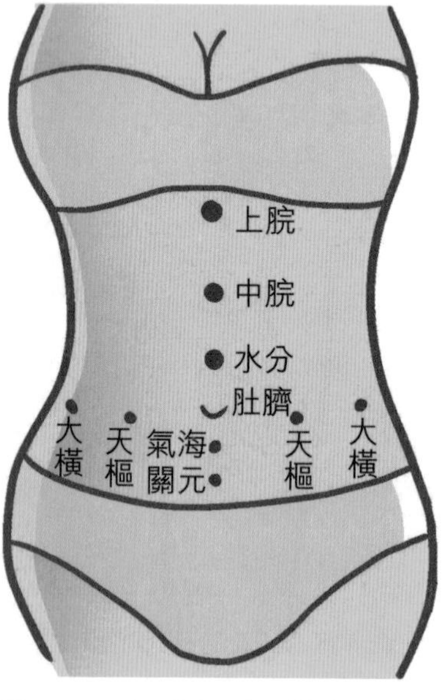

圖 3-24　可以透過針灸輔助治療。

慢活好習慣，減少復發機會

胃食道逆流的患者，十個之中至少有七個是生活壓力大、工作忙碌、行程緊湊，常常不是一餐沒吃就是一下吃很多，妳是不是也這樣呢？除了避免刺激性食物，配合醫師囑咐用藥治療之外，定時定量用餐（少量多餐也可以），給自己足夠的時間用餐（四十～六十分鐘），吃飯時細嚼慢嚥，養成好的飲食習慣，妳會發現胃酸逆流的症狀比較不容易出現喔！

另外，不要為了漂亮穿著馬甲、束腹等勒得緊緊地吃東西；以及盡量少穿只能站著、坐不下來的褲子，讓食物能夠順利地經過胃腸被消化，吃完飯後不要一直坐著或馬上躺下，稍微散步十五分鐘，可以促進腸胃蠕動，也是減少泛酸症狀的方法。

想要改善胃食道逆流，最重要的就是生活習慣和飲食習慣的改變，吃藥會好，如果停藥之後仍然每天有一餐沒一餐，汽水、咖啡不忌，愛吃甜食、油膩糯米類，症狀肯定會再復發，再有效的藥也是徒然。

又拉肚子又便祕，我得腸躁症了嗎？

君梅是一名有資歷的產品推廣專員，多年來幫公司推廣各種產品、接洽實體販售點不遺餘力，也獲得很多成就感。工作非常要求時效性，常常無法準時吃飯，又以外食為主，缺乏蔬果類食物，因此漸漸出現排便問題。一開始是上班的週間常有便意卻無法排便，好幾天才解便一次，總是覺得腹部脹氣，過了兩、三個月後，需要與客戶洽談時，一定會感到腹部絞痛及腹瀉，進食過後會一直打嗝，腸道不適和不好的飲食習慣嚴重影響她的工作效率及體力。

就醫之後，醫師為她安排了腸胃道攝影、糞便潛血、大腸鏡等檢查，沒有發現結構上的異常，醫師歸納她的情形後判斷為「大腸激躁症」，並囑咐以下的生活調整：

一、定時用餐，不要過餓或過飽。

二、增加植物性食物攝取，例如蔬菜、水果、全穀類。

三、規律運動。

四、多喝水，不喝飲料。

五、避免吃特定會刺激腸胃和油脂過多的食物。

君梅試著配合改變生活習慣，可是過了三個月，腸胃的症狀改善情況卻不盡理想，君梅想問：「中醫可以調理、改善這類問題嗎？」

腸躁症代表肝胃不合

腸躁症屬於自律神經失調的消化道表現，但是因為每個人的腸胃功能強弱有差，臨床表現也就不盡相同，有些人以腹絞痛、腹瀉為主要症狀（臨床最常見），有些人則是便祕、脹氣或胃食道逆流，也有人會表現出噁心和胃痙攣的症狀。雖然症狀各有差異，但是在中醫的角度觀察，都是因為各種壓力造成的問題，而壓力會使身體的**肝氣鬱結**，氣的循行發生阻礙，對於**脾胃虛弱**、消化功能較差的人，就會導致腸蠕動異常，從而出現這些腸道症狀。腸躁症和胃食道逆流的體質有重疊之處，一樣是壓力性腸胃疾患，只是胃食道逆流病位多在胃，腸躁症則是影響大小腸。

疏肝健脾是主要治療原則

既然肝鬱脾虛是原因，用藥上就會以疏理肝氣、補脾健胃藥為首選，柴胡、白芍、陳皮、黃芩、茯苓、白朮、蓮子、人參等都是常用的藥物，使用當視每個人目前的腸胃道症狀和嚴重程度來做變化，例如每天都會水便二～三次的人，處方中會再搭配芡實、蒼朮、葛根、乾薑、白扁豆、烏梅等止瀉力較強的單味藥；如果是一週大概二～三天會有稀軟便的情形，一天的排便次數不會超過兩次，我會以調理的藥材為主。中藥配伍和劑量完全是依照個人體質和當下的狀況，姊姊吃的藥給妹妹吃了不一定合證，同樣的藥也不可能讓同一個人吃一年，需要時時做調整。

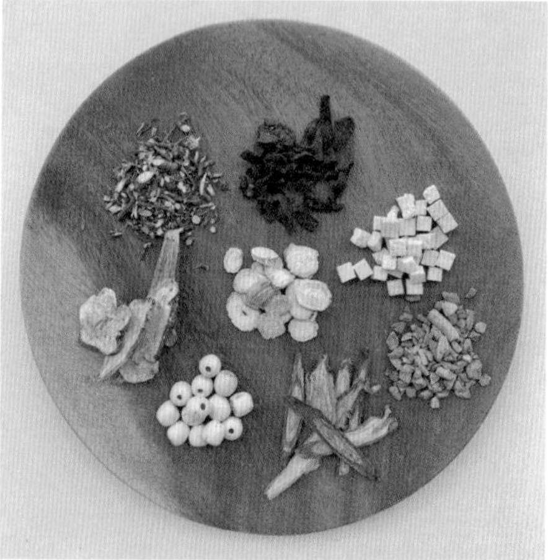

圖 3-25　柴胡、白芍、陳皮、黃芩、茯苓、白朮、蓮子、人參。

針灸、按摩有加強藥物調理的效果

利用腹部的穴位，例如中脘、氣海、天樞、大橫等，可以局部刺激、活化副交感神經，改善腸胃蠕動，另外手腳上的手三里、內關、足三里、下巨虛也有不錯的針灸效果。

除了吃藥和針灸，我也會請病患搭配益生菌食用，腸道好菌多、壞菌少，蠕動消化功能改善，更能縮短療程，更快改善生活品質。

心理壓力的調適也是很重要的一環

腸躁症的發作和心理壓力密切相關，我的門診中有許多患者平常排便習慣還算正常，但是工作變忙碌或遇到密集開會時，就很容易胃痛、便祕或腹瀉。

提升自身壓力承受能力（抗壓性），在

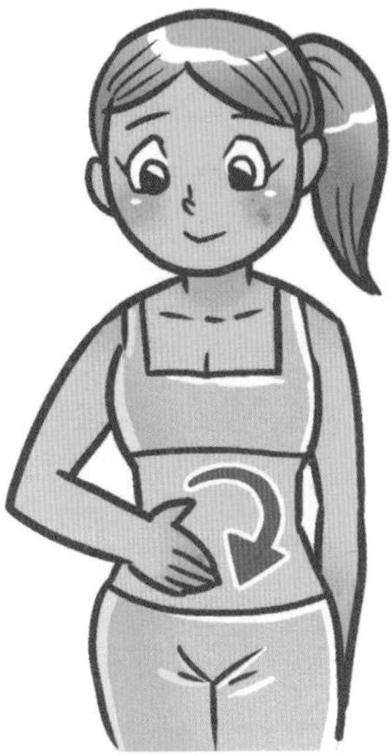

圖 3-26　站著按摩肚子，繞著肚臍順時針方向按壓。

穩定期間（無症狀或症狀相對輕微）時積極保養腸胃，才能夠漸漸擺脫腸躁症的困擾。少吃油膩、烤、炸類食物，避免糯米類、麵包、蛋糕，以煎、煮、蒸等烹調方式的飲食為主，三餐定時定量用餐或少量多餐進食。再次強調，用餐後不要馬上平躺或睡覺，散步十～十五分鐘，幫助腸胃蠕動，都是保健腸胃的方式。

我小時候常常脹氣、消化不良，排便不順暢，不能吃的東西很多，原本以為這組爛腸胃要陪伴我一輩子了。但是隨著就讀中醫學系，發現功能性腸胃疾病的調理是中醫的強項，慢慢地嘗試用中藥幫自己調理，雖然花了約一年的時間，不過之後我可以吃的食物變多了，也不再常常肚子不舒服，對生活品質而言無疑是極大的幫助，希望對妳也會有助益。

現在開始瘦

除了臉蛋之外，身材和體重應該是每個女生一輩子關注的事情了，青春期想要長得高，轉大人之後想要胸圍夠，不管什麼時候都希望不會胖，能夠維持曼妙身材，我也不例外。因為我們對於身材的注重，報章雜誌、藥妝通路、網路資訊總是可以找到琳瑯滿目的各種減重法：澱粉減重法、八一六瘦身法、生酮飲食法、七日瘦身食譜、勒緊褲帶法、喝水狂睡法……沒有不奇怪，只有更奇怪。

到底怎樣才能有效減重、預防復胖呢？中醫減重真的有效嗎？快速瘦身是可能的嗎？生一個孩子胖十公斤，還有機會瘦下來嗎？我將在本篇文章一次解答妳的問題。

中醫調理和埋線增加代謝，突破停滯期

西醫有減重門診，中醫也有，方法各有特色，原理都是提高身體熱量消耗，增進新陳代

謝。中醫減重的特色是一邊處理體質問題，再輔助能夠增加代謝率和促進脂肪燃燒的藥材，以及埋線、針灸治療改善氣血循環。

埋線算是針灸治療的延伸，能夠使身體持續數日在較佳的循環狀態，幫助藥物的利用，也能使局部脂肪較易分解。體溫上升，熱量代謝才會多一點。患者對減重療程的抱怨往往是變得比較怕熱、容易口渴。請配合多喝水，喝水可以加速熱量代謝，身體缺水時，減重效果反而不好，這點很重要，一定要記得。

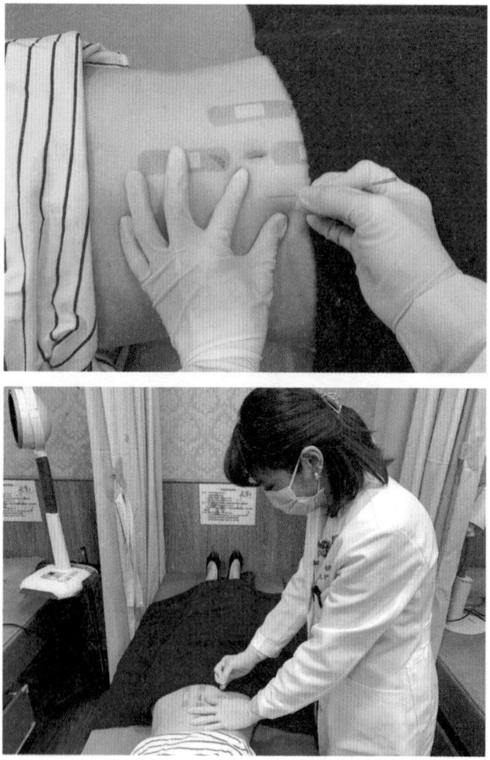

圖 3-27　腹部埋線

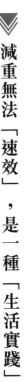

減重無法「速效」，是一種「生活實踐」

妳一定聽過有人利用中醫調理體質減重，結果瘦了好多，三個月瘦了十五公斤左右。我的減重門診中，有人一個月瘦四、五公斤，也有人四、五個月瘦一公斤，為什麼同一位醫師的治療效果卻不同呢？

迷思一：減重速度愈快愈好，最好一個月瘦十公斤？

快速變瘦不一定是脂肪量變少。減重的族群以女生居多，少部分女生會在中醫調理初期體重突然減掉很多，不過二、三週之後體重下降速度就和其他人一樣；通常這種情形的人，身體水腫的狀況比較明顯，也就是常聽到的「虛胖」體質。

初期用藥時，身體把多餘的水分排出，就會有突然消風的「甜蜜期」假象，後續瘦身還是得回歸「燃脂減脂」的核心，瘦的速度就會和身體能量代謝的情形相符合。通常合理且不易復胖的減重速度為一週半公斤到一公斤，體脂也應該跟著體重漸漸下降，如果已經用藥物協助瘦身卻沒有瘦，一定要好好檢視自己的生活飲食及運動習慣。

迷思二：中藥調好體質，自然就會瘦下來了？

調理體質不等於減重療程。經常有患者來調理身體也想同時減重，例如睡眠障礙的患者，常常難以入睡或睡睡醒醒，經前容易水腫、肚子脹氣和便祕，服藥一段時間後，雖然能睡也能吃，經前症候群也獲得改善，但是體重仍然毫無變化，患者反而抱怨治療沒有效。追問之下才知道，因為身體舒服了，胃口也變得更好，在沒有控制飲食的情況下，每天活動消耗量又不夠，體重當然難以跟著下降。

體質的偏差有可能會使體重難降，但這只是減重計畫中需要調整的一部分原因，歸根究柢還是要檢視妳的飲食量和活動量，從整體情況來制定屬於自己的減重方式，才能有效減少體重。

迷思三：體重達標就可以開始大吃大喝了？

體重控制也是一種生活習慣、生活態度。什麼意思呢？每個人身體需要的能量和可以消耗的能量基本上每天是差不多的，所以啊！少動就要少吃，多吃就要多動。**中醫減重的優點是在妳的減重計畫中，輔助身體增加熱量代謝率，縮短體重達標所需的時間**。

除了在中醫減重療程期間必須配合調整飲食和養成運動習慣，一旦體重達標，減少減重藥物的使用後，還是要繼續堅持良好的飲食控制和足夠的運動量，有正確的體重控制觀念，才能在療程結束後維持體態，體重不會像溜溜球來回一樣不斷復胖。

熱量消耗大於攝入是減重的唯一解

以科學及醫學的角度來說，減重就要使身體代謝用掉的熱量比存進去的多，如何「增加代謝、減少吸收」呢？**多動（熱量代謝多）少吃（熱量攝取少）**是核心法則，想要瘦身，一定要把這四個字融入妳的血肉中身體力行，就會有成果。

如何得知自己每天的熱量進出多少呢？以女生而言，如果一整天躺在床上不動，只有呼吸和身體器官運作所消耗的熱量稱作**基礎代謝率**，大約落在**一千一百～一千三百大卡／天**，同年齡相比，胖一點、高一點的人會比瘦小的人多（但是不會差太多），可是年紀愈大會漸漸下降，每大十歲約下降十％代謝量，這也是為什麼三十歲以後會覺得體重比較

基礎代謝率計算公式　　身高單位：公分／體重單位：公斤

男	66 ＋（13.7× 體重）＋（5.0× 身高）－（6.8× 年齡）
女	665 ＋（9.6× 體重）＋（1.8× 身高）－（4.7× 年齡）

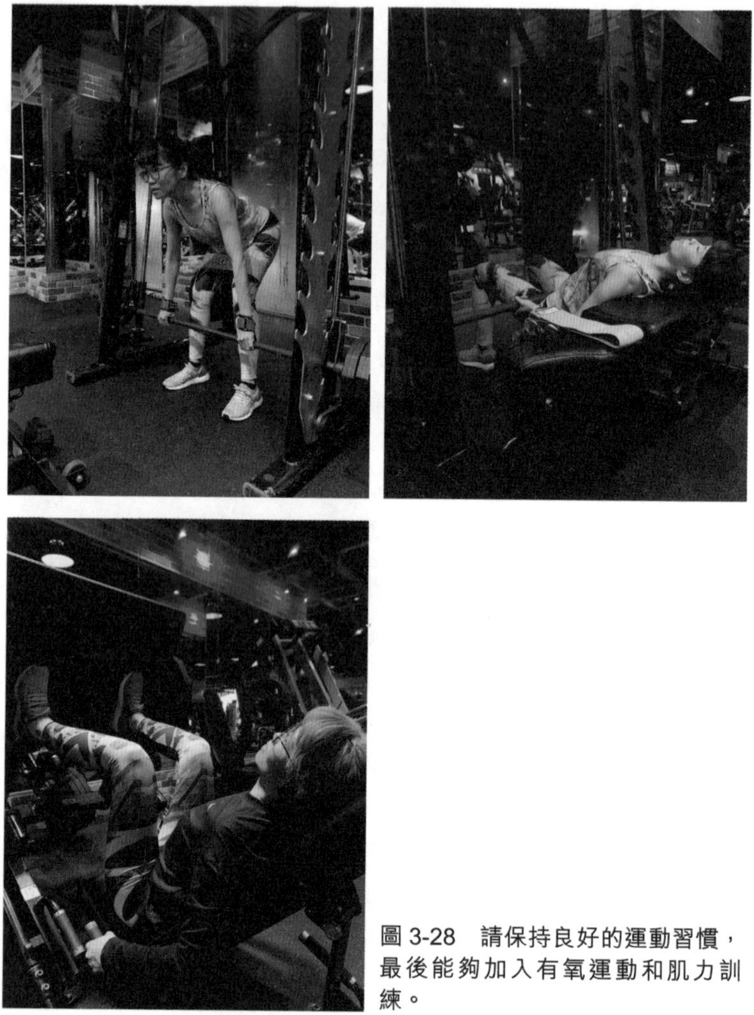

圖 3-28　請保持良好的運動習慣，最後能夠加入有氧運動和肌力訓練。

難控制。

如果要進行減重計畫，我會建議一天吃進去的食物，**總攝取熱量控制在自己的基礎代謝率左右**，這樣一來，活動所需消耗的能量，就會由身體脂肪提供，長久下來脂肪減少，體重就會下降。當然，說起來簡單，做起來困難，所以，選擇吃的東西也是很重要的。例如：一個沒有餡的菠蘿麵包有四百五十大卡，一顆雞蛋只有七十大卡，吃六顆半雞蛋才等於一個菠蘿麵包，卻會比麵包更有飽足感，而麵包主成分是澱粉、糖、奶油，雞蛋則以蛋白質為主，更不容易形成脂肪。吃一大碗不加油和醬油膏等醬料燙青菜的熱量非常少，吃一小碗白米飯卻已攝取二百大卡左右。水果雖然是纖維類的食物，但是比蔬菜含有更多糖分（所以吃起來香甜可口），也需要計算吃的量。

正所謂「胖從口入」，飲食控制非常重要，沒有適當地限制吃進身體裡的東西，想要變瘦簡直是天方夜譚。如果妳平常有所節制，有時想放縱一下，可以，但要**搭配運動**，我推薦在一週穿插**有氧運動**和**肌力訓練**，總運動時間最好達到二．五小時以上（心跳每分鐘大於一百三十下，每次運動要持續大於三十分鐘，一週運動次數大於三次），不僅能增加熱量消耗，肌力訓練會再讓妳的肌肉量上升，肌肉代謝能量是同重量脂肪的十倍呢！

另外，不要再相信「多吃〇〇讓妳輕鬆變瘦」的標語了，妳多吃這個，就要少吃其他食

常見飲食熱量表（來源：衛生福利部國民健康署）

雞蛋	小番茄	低脂鮮乳	低糖豆漿	葉菜類	水煮雞胸肉
70 大卡	20 個約 60 大卡	290 毫升 129 大卡	450 毫升 212 大卡	可不計熱量	100 克 133 大卡
起司蛋餅	珍珠奶茶	燒餅油條	鍋貼	涮涮鍋	炸雞腿
344 大卡	700 毫升 700 大卡	511 大卡	10 個 747 大卡	1000 大卡以上	90 克 236 大卡
薯條	蝦仁蛋炒飯	牛肉燴飯	炸排骨便當	黑森林蛋糕六吋	豆腐
126 克 426 大卡	410 克 703 大卡	700 克 680 大卡	680 克 925 大卡	2404 大卡	100 克 82 大卡

一週運動課表簡易版

星期一	星期二	星期三	星期四	星期五	星期六	星期日
有氧	腹、臀、核心負重訓練	有氧	胸、背負重訓練	腿部負重訓練	有氧	休息

物，一天可以攝取總熱量是固定的，並不是照原先習慣飲食再加吃什麼就會增加代謝，否則最後增加的還是妳的體重喔！

產後把握多動少食原則，餵母乳也能輕鬆瘦

產後瘦身也是一大哉問。懷孕、生小孩是一件全家都感到開心的事情，不過媽媽們在懷孕時為了寶寶的健康，吃東西很少節制，生產過後會發現就算有餵母乳，懷孕時增加的體重怎麼還掛在身上，一公斤都沒掉！主要是因為吃進去的比妳和寶寶需要的還多，用不完當然就留著嘍！

坐月子期間和之後想要盡快瘦回來，還是有方法的。如果妳正在餵母乳，請記得一天的熱量攝取控制在一千七百～一千九百大卡左右；如果沒有餵母乳，一天吃進去的熱量就要節制，大約抓一千四百～一千六百大卡。能搭配運動更好，搭配低醣（糖和澱粉類）、高纖（蔬菜為主，水果少量）、多蛋白質的餐點飲食，效果加倍。

就我的經驗，在月子期間有餵母乳，不過在產後第二週，自然產的傷口癒合、不痛了之

後，開始搭配一些床上的輕度核心運動，例如橋式、較緩和的仰臥起坐、凱格爾運動等；第四週之後逐漸加強強度，深蹲、棒式、適度爬樓梯等都是我的運動菜單；大約產後三個月便到健身房進行更高強度的運動，飲食則是固定三餐，餐點沒有含糖飲料、甜食和宵夜，半年內就瘦了五～十公斤。

妳累了嗎？——慢性疲勞症候群

「妳累了嗎？」這是電視廣告的超洗腦標語，看到的當下是否覺得說到妳的內心深處？妳覺得體力很差，工作不到一半時間就有透支感嗎？或是說話總是需要很用力發聲，別人才聽得清楚；還是到了晚上或下班之後就感覺頭隱隱作痛，睡一覺起來會好，經過一天的勞累又開始不舒服；甚至怎麼睡都睡不飽，總是覺得肩頸僵硬、腰痠背痛，還會有莫名的喉嚨痛、低燒，醫生開藥後好一陣子，但不久後又發作。如果妳有被這些情況困擾超過半年，而且明顯影響生活和工作，很有可能是患了「慢性疲勞症候群」。

慢性疲勞常見於二十五～四十五歲女性，多是長期壓力造成

慢性疲勞最常發生在上班族女性，讓妳感覺疲憊、工作效率變差的原因是長期難以紓解的壓力，而這個壓力很多時候是來自於職場與家庭。適度的壓力讓人成長，過度的壓力反而

讓人倒下。在門診中，最常遇到空服員、全職媽媽和職業婦女有這些症狀，當她們的另一半陪同來門診時，我都會語重心長地和另一半說要多體諒她們的各種不舒服，聽起來很像無病呻吟，但其實是身體在發出警訊，告訴她們太勞累、壓力太大了。

慢性疲勞症候群的主要症狀是明顯且沒辦法經過休息而獲得改善的疲憊感，有時會伴隨一些症狀，例如莫名的喉嚨痛、頸部常常出現腫痛的淋巴結，卻不是感冒、全身骨節痠痛或肌肉無力感，情緒和睡眠也會出現障礙，而且這些症狀都無法歸類於其他慢性疾病。

為什麼女性比男性容易有慢性疲勞症候群？我們可以總結成先天的差異和後天的摧殘。女生肌肉量在先天條件上較少，體力持久度較差，每個月還有月經來潮、賀爾蒙的週期性變化和定期的失血，都會讓女生的抗壓性比男生不穩定；進職場或生了孩子之後，日也操、夜也操，工作時間不固定，孩子的媽還要擠奶、照顧小孩，職業婦女甚至要承受工作的負擔，身體的內分泌系統和筋骨發出哀號，就會開始出現各種症狀，這些問題又以空服員和媽媽們受到時差的影響和身心的負荷過重的情況下尤為常見。

慢性疲勞多屬於氣血不足又肝氣鬱結的體質

臨床上，這類病患大多數在脈象會把到沉細又帶有弦而壓力感的脈，表示身體氣血不足卻又難以放鬆的狀態，如果妳缺乏運動習慣，就更容易出現這樣的脈象。

也許妳會好奇，醫師透過把脈是不是就可以完全得知身體哪個器官生病了？或是甲狀腺、卵巢、胰臟、腎臟的某個功能失常了呢？中醫師把脈基本上是把手指搭在兩手手腕處的寸口脈，這個地方的動脈比較接近皮膚表面，而且離心臟很近，透過血管管徑（粗細）和觸感、血流力度（浮沉、有力／無力、是否流暢），以及脈搏速度與規律性，並藉由醫師的食指、中指、無名指的感覺，分析妳的身體上部、中部、下部各有什麼狀況。古代的醫家會配合腳上的趺陽脈及頸部的人迎脈來取得更多身體的信息。雖然透過把脈能夠知道身體的哪個部位狀態是否健康，但終究還是比較朦朧的概括情況，不太可能光靠把

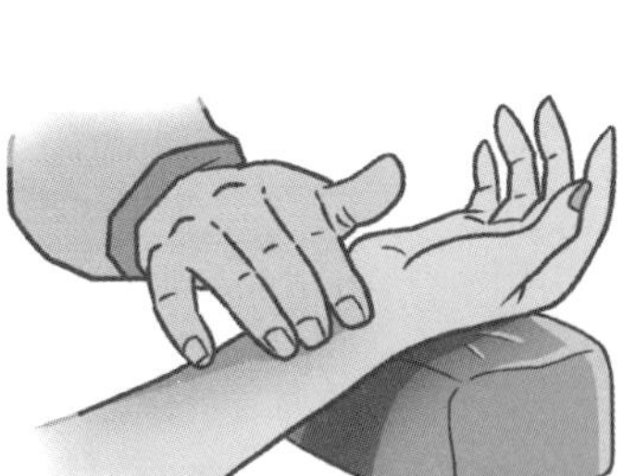

圖 3-29　脈診

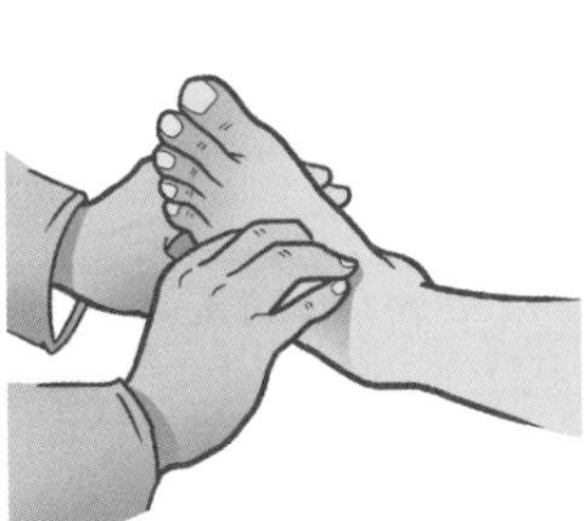

圖 3-30　診趺陽脈

脈就知道妳是否懷孕、肝腎指數多少、哪個賀爾蒙異常，甚至是哪裡長腫瘤，中醫講求「望聞問切，四診合參」，意思是要看到妳的人、聽妳敘述哪裡不舒服、把脈、看舌頭、身體檢查，綜合以上資訊下結論，診斷病位和證型，決定要開什麼藥。

現代醫學有很多檢查可以更精確指出身體各器官的功能，例如驗孕試紙、抽血檢查、電腦斷層等，做為一個現代中醫，我更擅長結合西醫相關的診斷與檢查結果，詢問患者想調理改善的症狀，配合舌診、脈診來判斷患者體質的虛實寒熱溼瘀，以及透過脈象決定用藥針對哪個臟腑做處理。把脈可以知道很多事，但是不會完全取代各項抽血、驗尿或影像學的檢查，希望各位讀者能夠理解。

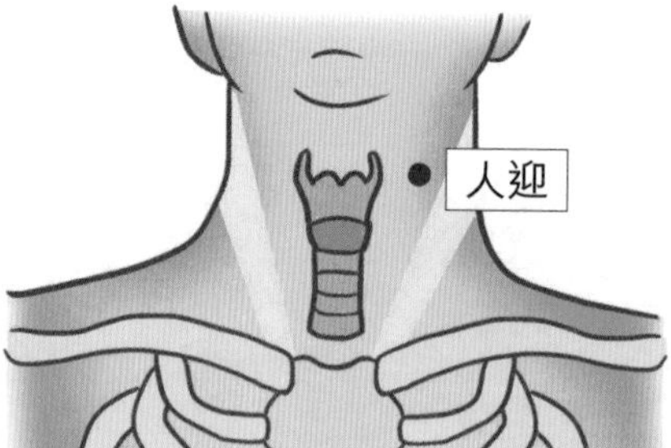

圖 3-31　人迎穴，醫師把脈的位置，位於喉結旁，胸鎖乳突肌前緣，頸總動脈搏動處。

再回到慢性疲勞的主題，這種虛弱又有壓力感的脈象為什麼女生比男生還要常見呢？主要與女生有月經週期和生產史有關，每次的月經出血都會造成一些氣血虧虛的情形，懷孕生產尤其耗損媽媽們的氣血精力，如果沒有好的生活作息，常常熬夜（或輪班性質的工作）、營養不均衡、喜愛甜食和炸物、不愛喝水、不愛運動，新陳代謝變差，氣血循環不順，妳會發現體力漸漸下降、做事力不從心，前述的症狀開始一一浮現。

各種脈象的名稱及可能對應的主症

脈名	脈象	代表情形
浮	舉之有餘，按之不足	表證，感冒
洪	充實有力，來盛去衰	熱盛
濡	浮細無力	虛證
散	浮取散漫而無根，伴至數或脈力不勻	溼證
芤（音同摳）	浮大中空，如按蔥管	失血、傷陰
革	浮而搏指，中空邊堅	亡血、失精、崩漏
沉	輕取不應，重按始得	裡證
弱	沉細無力	氣血俱虛
遲	一息不足四至（至，表示脈搏調動次數）	寒證
緩	一息四至，脈來怠緩	溼病，脾虛，亦見於沒有生病的人
澀	往來艱澀，遲滯不暢	精傷、血少、氣滯、血瘀

脈名	脈象	代表情形
結	遲而時一止，止無定數	陰盛氣結、寒痰瘀血，心律不整
數	一息五至以上，不足七至	熱證，亦主裡虛證
虛	舉按無力，應指鬆軟	氣血兩虛
細	脈細如線，應指明顯	氣血俱虛、溼證
微	極細極軟，似有似無	氣血大虛
短	首尾俱短，不及本部	有力主氣鬱，無力主氣損
實	舉按充實而有力	實證，平人
滑	往來流利，應指圓滑	痰溼、食積、實熱，青壯年，孕婦
弦	端直以長，如按琴弦	肝膽病、疼痛、痰飲，老年健康者
緊	繃急彈指，狀如轉索	實寒證、疼痛
長	首尾端直，超過本位	陽證、熱證、實證，平人
大	脈體寬大，無洶湧之勢	健康人

中醫調理幫助維持身體機能，增加抗壓性

身體總是感覺又累又不舒服，西醫檢查卻找不出問題所在嗎？或許中醫能為妳改善症狀喔！我的門診中不乏從頭到腳這裡痠、那裡痛，頭痛、感冒反反覆覆，睡不好又常想睡的女性患者，她們有做全身健康檢查往往也找不到問題，各項數值可能完全正常。我們必須抓住重點，隨著月經週期時而補養，時而疏肝行氣，時而幫助睡眠，搭配每次調藥服用之後的反應，再隨之改變處方，月經後視體質補氣補血、涼補熱補、小補大補，排卵期和經期搭配疏肝理氣、行血散結的藥材，增強體力、促進循環，讓身體更能對抗壓力，向疲勞揮手說再見。

我在第一胎和第二胎的產後都有遇到慢性疲勞的情形，因為工作和家庭兩頭燒，加上讓孩子喝母乳，產後約半年到一年的時間都呈現透支狀態，而且常常感冒或反覆泌尿道發炎，每當月經來潮過後便疲勞無力，落髮、頭痛的症狀跟著出現，還會明顯感覺情緒低落。所幸自己的專業就是養生調理，在月子過後仍然持續幫自己補氣、補血，以十全大補湯為補養底

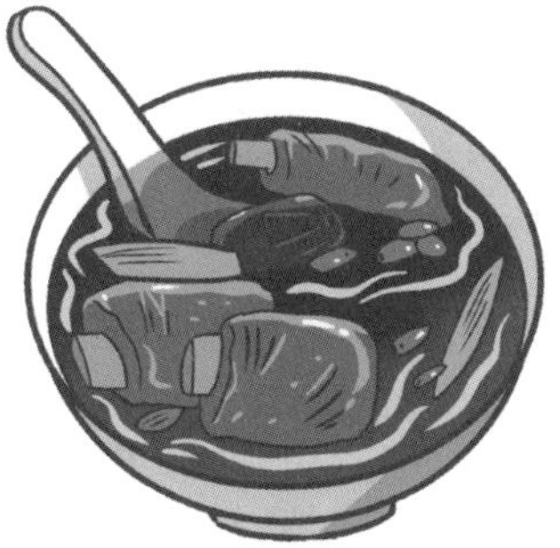

圖 3-32　十全大補湯或藥膳排骨都是不錯的選擇。

方，加上合歡皮、柴胡、百合、防風、淡竹葉等改善其他肝氣鬱滯、容易發炎外感的症狀。邊工作邊喝水煎藥，再養成規律作息和運動的習慣，一路補下來，不僅體力增強許多，也很少生病，感受到中醫調理很大的好處。當我在門診中遇到有相同困擾的女性，經過問診、舌脈診後，配合月經週期調養，也得到很好的回饋，甚至有本來第一胎很難受孕的媽媽經過調養後，竟然默默地「不小心」懷上第二胎，教人非常開心。

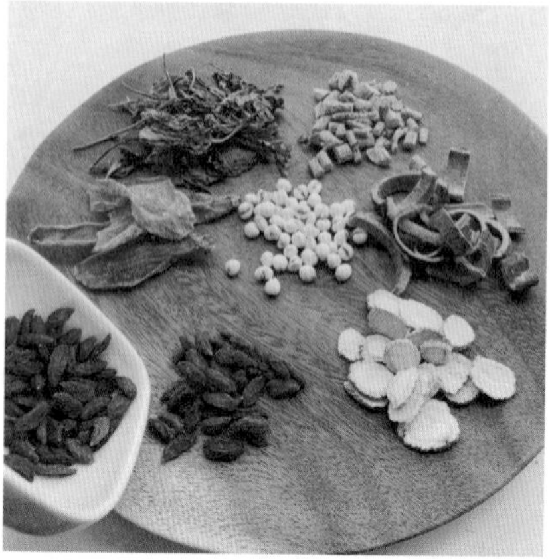

圖 3-33　可以用枸杞、黃芪、合歡皮、薄荷、天麻泡杯熱茶。

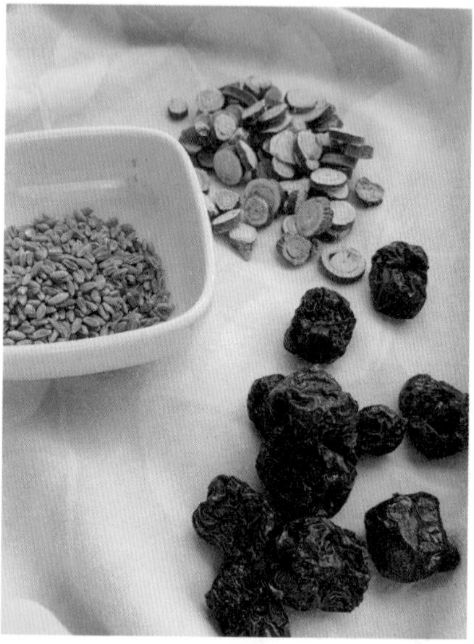

圖 3-34　甘草、浮小麥、紅棗相互搭配也是不錯的選擇。

除了藥物調理身體之外，如果有喝茶的習慣，我建議用枸杞、黃芪、合歡皮、薄荷、天麻泡些熱茶，既可以讓頭腦感到清醒，也有減輕身體緊繃的效果。另外，甘草、浮小麥、紅棗互搭，也是有名的中藥處方——甘麥大棗湯，添加粉光參、當歸，不僅緩和情緒，也能提振精神，常用來改善壓力造成的胸悶心悸、疲勞感及睡眠障礙，而且口感甘甜，適合平時喜歡喝甜品的女生們。

臨床常用治療處方

以下舉出大方向上各類體質適合的處方，實際情形仍須以中醫師看診後決定開立：

逍遙散——養血疏肝，適合輕度血虛、容易緊張者。

八珍湯加柴胡、合歡皮、桔梗、半夏——益氣養血，緩肝氣，利咽喉，適合明顯疲倦、睡不安穩、常常覺得喉嚨異物感者。

清心蓮子飲搭四物湯、菊花、薄荷、荊芥、防風——涼補氣血、清利頭目，適合有偏頭痛傾向，容易口乾的慢性疲勞患者。

運動、溫泉泡腳、避免甜膩油脂類食物，找到自己的紓壓方法

總結來說，慢性疲勞是長期壓力累積而來，對抗疲勞感也要找到自己的紓壓法，聆聽身體釋放的訊息，我的最佳紓壓法就是運動，當然，我也相當世俗，看電影、追劇、不時滿足購物欲，也同樣滿紓壓的。

養成運動習慣是我這幾年百分之百達成的自我目標，運動（有氧運動搭配無氧的負重訓練）可以讓全身肌肉適度伸展放鬆，而且促進讓身體感覺愉悅的賀爾蒙分泌（腦內啡、血清素、多巴胺等），經過這幾年的規律運動，我發現工作效率提升，頭腦思考更清晰，不容易疲倦，睡眠深度也獲得改善。不過每個人適合的運動種類和運動時間需要訓練和調整：一般來說，以中強度的有氧運動（每分鐘心跳可達一百三十至一百四十下，運動時會微喘、不太能完整說完一句話），每週二到三次，每次四十到六十分鐘，是女生較能負荷的程度，一開始可以嘗試快走、踩腳踏車，慢慢轉換成有氧舞蹈、拳擊有氧、跑步等較高強度的運動。可以參考減重篇章（第一〇九頁）一週運動課表，再依自己現階段的體能調整強度。

其他像是泡溫泉、泡腳也能夠幫助身體放鬆，加強氣血循環，中藥藥浴效果更為明顯，而且藥材經過熱水釋出有效成分，透過泡澡、泡腳的方式，一方面熱氣氤氳，情緒得以放鬆，一方面藥材經皮膚吸收，達到調理的作用。我喜歡用桂枝、紅花、丹參、當歸尾等藥材煮水使用，香氣四溢，減壓助眠，常常泡手腳也會變溫暖喔！針對產後的媽媽們，我推薦使用艾葉、大風草、乾薑、蛇床子等帶有溫補、預防受風感冒效果的藥材淋浴及藥浴，效果也很不錯。如果冬季時常去日本、韓國滑雪旅遊，可以特地留一、兩天去汗蒸幕或溫泉旅館桑拿藥浴或泡溫泉，讓身心淨化，很放鬆、很暖和、很舒服，充電後再回國，整個人都能煥然一新。

另外，飲食中最好配合減糖、減油、減鹽，雖然甜食、油炸類高熱量的食物可以短時間讓人有幸福的感覺，但是長期高熱量、重口味、精緻飲食反而影響新陳代謝，身體更容易缺氧、循環不好，結果情緒更低落不穩定，愈吃愈疲倦。以蜂蜜、楓糖、棕櫚糖代替砂糖，水煮或橄欖油烹調的料理代替油炸、燒烤食物，吃得清淡一點，代謝改善了，疲倦感便自然減少了。

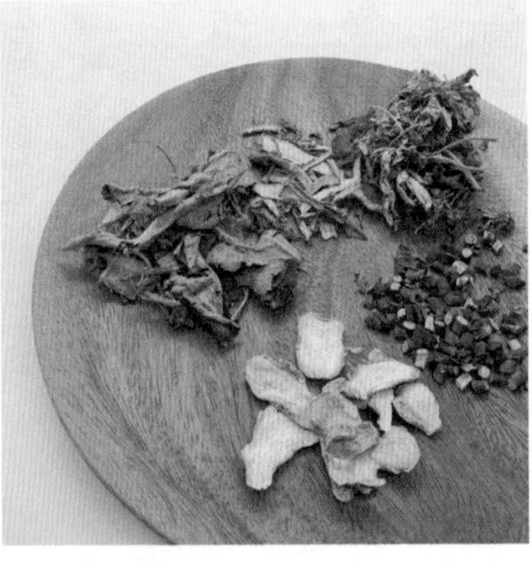

圖3-35　藥浴方藥材：艾葉、大風草、桂枝、當歸尾、乾薑。

第四章

想要美好下半生，請先顧好下半身

月經不調

案例一：

焦慮的媽媽帶著女兒雅馨來看診，雅馨十一歲初經來潮，到現在已經一年多，月經始終沒有規律，有時二十天來一次，只有一點淡紅色出血；有時四、五十天才來，經血量又滿多的，婦產科醫師檢查後說不用擔心。媽媽想問：「到底要不要擔心？不需要調經嗎？」

案例二：

二十八歲的芷容來看診，她是有三年資歷的空服員，因為航程有短線和長線，加上到公司報到的時間，幾乎每天都要在不同的時間起床，甚至一週當中有兩、三天需要大幅度調整時差。隨著資歷加深和年紀增長，芷容最近半年發現月經變得量很少，幾乎只要使用護墊就可以度過經期，而且月經週期拉得很長，一到三個月不等。她去看了西醫，婦產科醫師檢查後診斷是多囊性卵巢，建議使用避孕藥調經。吃了兩個月避孕藥，月經有正常來潮，也有鮮紅色的經血，可是停藥之後還是不正常，所以想藉由中醫調理改善月經問題。

案例三：

筱靜是三十五歲的職業婦女，生過一個小孩，當時懷孕極不容易，嘗試數次人工受孕和兩次試管療程才做人成功，當時醫師說她的卵巢對藥物的反應比較差，卵子較少也較小。生產之後又回到職場，白天女強人，晚上帶小孩，睡眠總是不足五小時，現在小孩已經三歲了，她突然發現這幾個月月經週期雖然還算規律，每次都比以往提前三～五天報到，血量也比之前減少約三分之一，她想問這樣的變化正常嗎？中醫可以調回原本的月經週期和經血量嗎？

提到月經不調，其實是很多月經病的總稱，包括月經週期不規律、月經量過多或過少、經間期出血、經前症候群、痛經等，幾乎可以說是與月經相關的所有異常。本篇章主要先討論月經**週期**和**月經量**異常的問題，其他部分請參考後續篇章。

月經週期是兩次月經第一天相隔的天數，教科書上說正常（規律）的月經週期大多落在二十一～三十五天，每次月經週期前後差距不超過五天，例如我的月經週期通常是二十六～三十天（平均二十八天），這樣就算是規律的月經。而月經量也有標準值，總量大約落在六十～八十毫升（第一～二天有更換六～八片一般型衛生棉），二～七天的行經天數。假使妳的月經週期是四十五～五十天來潮一次，很準時，經量也固定，這樣算異常嗎？不算喔！每個女生都有屬於自己的月經週期，一百個女生中大約只有十～二十個會像書上寫的二十八天來潮一次，只要妳的月經週期在固定天數範圍，血量正常，大致上都沒有問題。經血量也是一樣的狀況，每個人難免會偏多或偏少，若經過超音波檢查子宮內膜的厚度是正常值，就不用太擔心了。

壓力、熬夜、輪班工作是突發性月經不調的常見原因

如果妳的月經原本很準時，卻在某個時間點開始提前或延遲來潮，經血量可能一樣或變少，甚至只用護墊就解決了，仔細詢問之下常是因為最近三個月的壓力特別大，或是熬夜、睡眠不足，工作花花班（畸形班表），有時白天班，有時大夜班，最後造成月經失調。我有遇過病患發生嚴重車禍，大腿骨骨折開刀，又有輕微腦震盪，手術後月經從每個月規律來一次，變成不知道什麼時候來，經血量也是時多時少，經過一年的調理才回復正常。

如果是因為睡眠不足、日夜顛倒造成的月經失調，調整作息便是首要任務，搭配體質辨

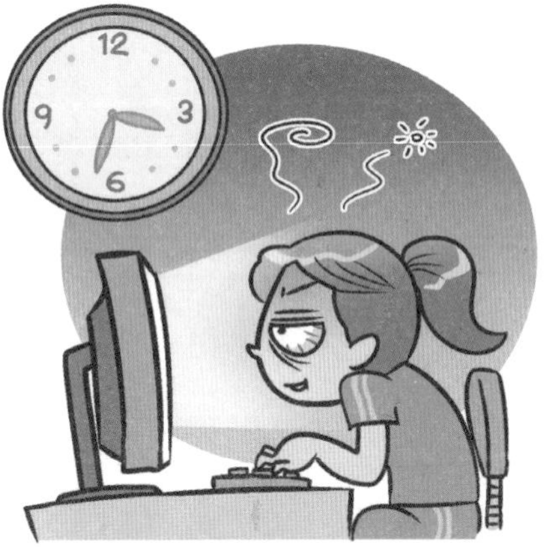

圖4-1　凌晨三點半還在電腦前拚命工作，眼袋容易出現黑眼圈，呈現非常疲勞的樣子，效率也會大打折扣。

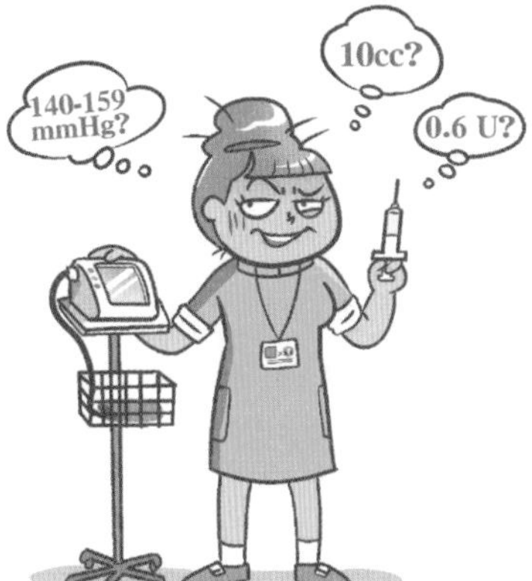

圖4-3　護士工時長且壓力大，常常面露焦慮，也容易造成經期不正常。

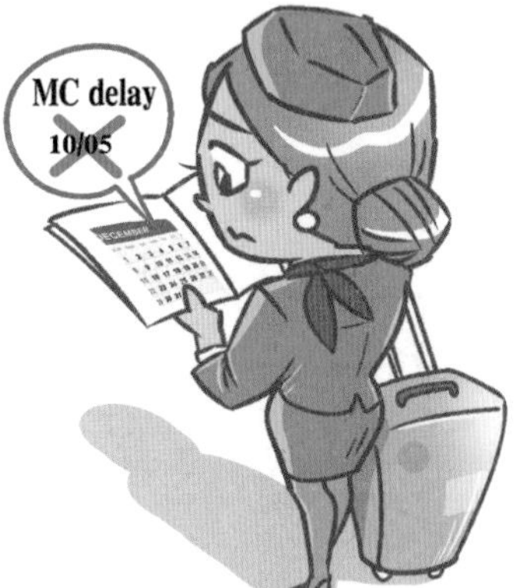

圖 4-2　空服員因班表問題，月經也容易出狀況，常常發現自己經期延遲。

證，經常使用滋陰養血的藥材為主軸，加上補腎通經的處方，一般持續調理三～六個月就能恢復正常。若是因為工作因素，日夜顛倒一定無法調整，為了調節陰陽失衡的狀態，像是養陰清虛火的藥材就必須一直放在方子裡，再加上補腎疏肝調經的藥材，方能達到療效，調理時間通常會更久。

壓力型月經失調則是以疏肝行氣的藥方，搭配養肝腎調經藥進行治療。這種類型的月經異常吃藥後，身體壓力感解除，排卵機制回復，月經就會準時來潮，但若是壓力源不減反增，同樣的問題仍然可能再出現。尋找排解壓力的方式及增加自己的抗壓性是這類月經失調的女生要學習的功課，身體壓力感減少，月經才會乖乖來，請務必培養屬於自己的紓壓活動。

超過半年的月經週期或量的異常，建議到婦產科檢查

月經來潮和卵巢排卵功能有關係，而卵巢排卵又受到腦下垂體激素分泌所調控，當妳的大姨媽有以下狀況，我建議先去婦產科進行超音波和抽血檢查，確認是否有異常，例如卵巢水瘤、泌乳激素過高、多囊性卵巢、卵巢功能低下或衰退、腦下垂體功能異常等。根據檢查的結果，中醫能就不同原因給予內服藥或輔助針灸治療，以求最好的治療效果。

一、很久沒來。
二、每個月都會來，可是只有咖啡色的少量出血。
三、月經週期長短不一、不規律。
四、一定要吃催經藥或避孕藥才會來。
五、常常來很久、血量很大且難止。

舉例來說，卵巢水瘤是指卵巢中有一個類似水球的的囊狀物，裡面全是清澈的液體，對於尚未停經的女生，水瘤九十%以上屬於良性，婦產科醫師通常檢查到也是建議三個月後再追蹤，所以不用擔心惡化或癌變。但是有一些水瘤裡裝的是像黃體素之類的液體，也叫做「黃體囊腫」，這種囊腫可能會導致月經週期或經量變得不正常，就可以考慮中藥調理治療，我在治療上會先把重點擺在調經，再搭配一些有行氣活血、利水的藥物，像是香附、澤蘭、川七、皂角刺、澤瀉等，一面改善月經，一面消水瘤；如果患者的水瘤比較大，約四～六公分，但還不到要動手術的情形，我會直接以桂枝茯苓丸等處理腫瘤的藥方為主，配合調經，以免水瘤持續增大，或是發生卵巢扭轉的情形。

也有因泌乳激素過高造成的月經失調，我曾碰過好幾位同時有慢性胃炎、胃潰瘍在服用西藥的患者，結果發現是胃藥導致泌乳素分泌增加，才出現月經不來的情形；其餘則是腦下垂體分泌異常所導致，這需要找出原因，泌乳激素飆超高的患者更要小心可能有長腫瘤。如果只是稍微升高，西醫通盤性檢查沒有發現特殊病灶，中醫反而能夠協助減少泌乳激素的分泌，看看是因氣虛導致不能收斂，還是肝氣鬱滯造成分泌異常，從望聞問切四診來判斷病症體質，以處方治療。

多囊性卵巢要搭配體重管理和運動

多囊性卵巢患者近年愈來愈多，除了大家健康意識提升，會主動到醫院檢查發現之外，我們的生活型態及飲食習慣也明顯影響這個疾病的發生率。多囊性卵巢的診斷標準有月經次數減少（週期拉長），雄性素濃度升高，以及透過超音波觀察到卵巢有多顆不成熟濾泡。患者體質對胰島素的分泌不敏感（胰島素阻抗），從而造成雄性素過度產生，影響腦下垂體黃體成長激素的分泌量，進而導致卵巢的卵泡難以成熟排出，月經便開始延後，很久才來一次，甚至一年都不來。多囊性卵巢患者的身形大多是胖胖的，臉上容易長痘痘，手毛、腳毛多而長，如果不改善身體內分泌的環境，**不孕症及代謝症候群（三高）、心血管疾病、子宮內膜癌**的發生率會比一般女性高。

治療多囊性卵巢必須改善體內的胰島素抗性、降低雄性素和促進卵巢排卵，所以**減重、減脂**是中西醫的共同建議，體重下降、身體油脂減少，對胰島素的利用才能改善，並減少雄性素的分泌量。中醫會同時搭配藥物調理，較多是健脾除溼和補腎疏肝的方子，讓卵巢的濾泡（小卵泡）容易成熟長大和排出，有排卵才會有正常的月經來潮，就能漸漸改善多囊的問題。很多胖胖的女生來求診，都不想面對需要減重、運動的事實，只想要「好好調經」，讓月經正常來，可是**調經一定要搭配減重**，希望藉由這篇文章，可以讓妳們了解，為什麼我總要苦口婆心地拜託妳們努力運動、控制體重。

卵巢功能衰退的警訊——半年內超過三次月經週期提前、天數縮短

卵巢功能會跟著年齡增長和老化，這也是為什麼二十~二十五歲的女生很容易懷孕，過了二十八歲之後難受孕的女性比例上升，而不孕患者以三十五歲以上的女生為大宗。正常女性的卵巢功能在三十七歲之後開始逐漸衰退，而且是有感覺的衰退，妳會發現以前都是三十天來一次月經，最近半年都是二十七、八天就來潮，而且月經的天數較以往縮短，從六、七天乾淨變成只來三、四天，這就是卵巢變老的徵兆，可以參考表格，判斷妳的卵巢年齡與對

半年內大於三次月經週期提前	月經天數	推測卵巢年齡
0天（不變）	不變	小於37歲
1天	-1天	38～40歲
2天	-2天	41～43歲
3天及以上	-3天	43～45歲
提前一陣子又回復原週期	只有一天且量少	46～48歲
提前一陣子後回復規律，接著漸漸延長	只有擦拭的時候非常少量	48～50歲

應的月經週期及月經天數的變化狀況。

假如妳的卵巢年齡比實際年齡大很多，那真的要好好保養卵巢了，尤其如果有生育計畫，老的卵巢排卵品質比較差，難受精也難發育（卵子內的營養素相對不足）；就算已經生過孩子了還是要保養，否則提早停經是必定會遇到的難題。

如果妳還沒四十歲，月經本來就漸漸縮短週期，卻突然好幾個月沒有來潮，還有熱潮紅、盜汗、睡眠障礙的症狀，到婦產科做超音波發現卵巢有萎縮的狀況，很可能是「卵巢早衰」，一定要好好調理，讓妳的卵巢凍齡或回春，否則一旦真的停經，由於雌激素而受到保護的身體，將會被骨質疏鬆症、高血壓、糖尿病、高血脂等老年性疾病入侵，身體的老化速度會明顯加快。

我在門診中遇到最年輕的停經患者是三十歲女生，她的媽媽、阿姨也是四十歲左右就停經了，她很希望可以靠中藥調理讓月經繼續來，可是停經兩年了才來找我，卵巢已經完全退休，療效十分有限。反而是月經剛開始出現變化的患者，就算是四十～五十歲，以水煎藥和大量補肝腎藥材進行調理，保養效果可以一直維持到正常女性的停經年齡（約五十歲）。

初經來潮的兩年內月經週期不一定規律

有些十一、二歲的小女生會跟著媽媽到診所調經，因為初經來潮之後就沒有準時過，血量也是時多時少，媽媽總是非常擔心，最常被問的三大問題是「這種情況不用吃藥調經嗎？」「婦產科醫師說沒有關係，真的嗎？」「我女兒會不會不孕啊？」

親愛的媽咪，女孩子在初經來潮前兩年，因為卵巢功能還不成熟，月經可能有時延遲、不來，有時又提前來，血量也很不穩定，要嘛一次來個七天、量偏多，要嘛只有三、四天且都一點點，這都是有可能的。若帶女兒去婦產科檢查，超音波檢查後沒有發現什麼異常，就不用過於擔心。有些小女孩可能會一個月來兩次月經，每次血量又不少，這時我會適度用一些補氣、補血的藥（涼補或溫補），改善因連續月經失血所造成的氣血不足狀況。

如果您的女兒有以下狀況：㈠初經來潮到現在已經一年了，經血量總是只有幾滴血，而且有肚子持續悶痛或愈來愈痛的症狀，㈡來很久都不停，血量多到會頭暈、貧血，㈢初經過後月經來了一陣子，之後超過半年都沒再來，㈣每次間隔不到兩週又來潮，建議透過服用藥物或針灸來調經治療。

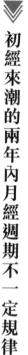

四物湯有調經效果嗎？

這大概可以榮登調月經問題排行榜第一名了。古方中的四物湯只有四味中藥：當歸、熟地、白芍、川芎，以藥味而言，主要是養肝、補血帶有一點行氣活血、改善循環的效果，是中醫婦科最常運用的基本方。小女生在每次月經結束時喝一、兩帖就會有「補到」的感覺；有些年輕女孩和我分享喝四物湯的經驗，她們有經痛、容易頭暈怕冷的問題，聽從家人的建議服用一段時間，狀況改善很多，不過坊間中藥行販售的四物湯，大多有經過加味（加上其他藥材），畢竟要能夠治療各種月經病，光靠四味補血湯元老仍稍嫌不足，通常需要搭配補腎調肝、補氣健脾，像是黨參、山藥、茯苓、杜仲、桑寄生、山茱萸等，抑或是其他符合體質的藥材，才更能有效調經。如果妳的月經不調經過中醫師判斷為血虛證型，甚至有貧血、頭暈、氣色欠佳、經血顏色偏暗偏淡、經常便祕，在中醫師建議的

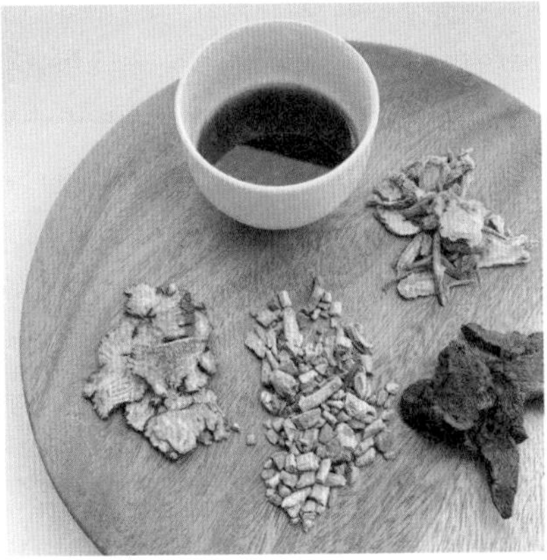

圖 4-4　四物湯：熟地、當歸、白芍、川芎。

情況下喝四物湯就非常對證喔！

特別要注意的是，**腫瘤患者、子宮肌瘤、巧克力囊腫、容易拉肚子的人，四物湯或其他含大量人參、當歸的藥方，一定要遵從中醫師的指示服用，切勿自行抓藥。**

中醫調經至少要三到六個月

調月經是一種調理體質的過程，重點在於穩定天癸—腎—胞宮的生殖軸（也就是內分泌系統），不過從中醫的角度治療，主線是疏肝、健脾、補腎，細節用藥還是要綜合患者的其他臨床症狀，以每個人的陰陽氣血、寒熱溼瘀的失衡情形，做為選方用藥的準則，例如我喜歡用當歸芍藥散、逍遙散、四物湯、二陳湯、濟生腎氣丸、左歸丸、右歸丸、五子衍宗丸等方子，選一至二個做為主方，再視每個人的病證重點選擇合適的藥物調和成專屬於該患者的調經方，這就是中醫說的依個人體質選方用藥。

由於體質不會在短時間內突然轉變、回復，要改善卵巢、子宮功能需要一些時間，至少要三到六個月的治療期，少數女生服藥反應較差，或是身體其他系統的問題比較複雜，就會需要一至二年的調理。雖然無法立即見效，但是用中藥調經的好處是不會有用賀爾蒙類調經藥的副作用（頭暈、變胖等），一旦月經經由調理改善後，配合維持良好生活習慣（不熬夜、均衡飲食、多運動），調經的效果也不會因停藥而消失。

非月經期間出血

只要不是在規律月經期間內發生的出血，就稱為「非月經期間出血」。這類異常出血原因很多，可能是內分泌失調、卵巢或甲狀腺功能有問題；可能是子宮息肉、子宮內膜增生、子宮肌瘤或其他腫瘤導致；也有可能是單純排卵期賀爾蒙濃度變化的出血，這裡將重點放在討論**功能性出血**與**內分泌異常出血**。

臨床上的真實案例：詩穎要升高三了，為了能夠順利考取心中的第一志願，早早就開始規劃和準備升學考試。隨著時間過去，因為對自己的期望而變得患得患失，面對校內考試也容易緊張、焦慮到睡不著。她媽媽發現詩穎的月經出現異常，最近三個月總是一個月來潮兩次，而且經血有時只有一點點，用護墊就夠了，有時需要用到衛生棉，來的天數也是忽長忽短。於是帶著女兒到婦產科檢查，照了超音波後沒有發現異常，推斷是排卵性出血，開了一些調經藥，詩穎照著醫師指示服藥，吃了有效，但停藥後症狀又再出現，而且體重直線上升，讓詩穎更為焦慮。媽媽轉而帶詩穎求診中醫，問診、把脈後用養陰疏肝的方式，以六味地黃丸、加味逍遙散為主方治療，服藥一個月，不僅沒有再次排卵期出血，連精神、睡眠狀態也好了很多，更能從容地準備考試，一舉數得。

正常的排卵期出血一般不會超過三天

有些女生來門診會說：「醫師，我這三個月月經都來兩次，有時候經血量正常，有時候又滴滴答答」，或是「我的月經都來好多天，前面七天看似正常，但感覺差不多結束了，過兩、三天又有咖啡色或暗紅色出血，還會覺得肚子悶痛不舒服」，或是「在兩次正常月經的中間，總會有幾天出現較多夾有血絲的白帶，有時會有肚子痛、腰痠，但子宮頸抹片檢查是沒有問題的」，如果妳也有相同困擾，那八九不離十也是排卵期出血的一員。

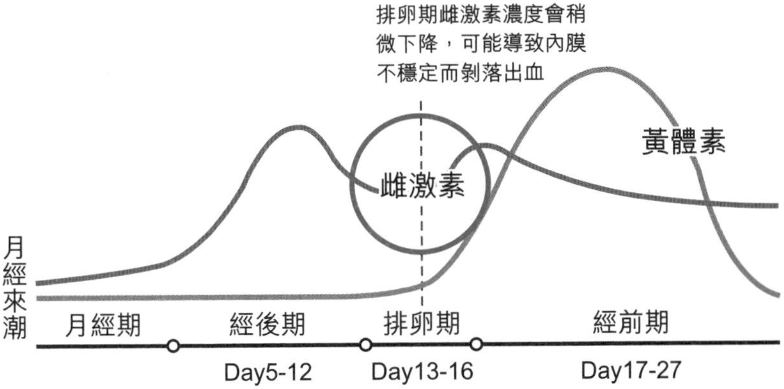

圖 4-5　排卵期時間軸

排卵期出血起因於月經結束後原本漸趨上升的雌激素濃度，在排卵日附近突然微幅下降，造成子宮內膜不穩定及剝落。排卵後雌激素和黃體素會再度上升，內膜又回復穩定，所以出血的天數一般不會超過三天，出血量通常也只有一點點，有些女生會伴隨明顯腹痛，持續數小時到兩、三天不等。

中醫理論認為經期到排卵前是腎陰期，排卵期腎陰會轉化為腎陽，排卵後到經前則是腎陽期。如果陰陽轉化出現問題，有腎陰虛、腎陽虛或氣血瘀滯，有可能導致排卵期出血。對於這類出血，臨床上常用補腎養肝的方式治療，例如二至丸、左歸丸、右歸丸、逍遙散、芍藥甘草湯等方。如果腹痛特別明顯，或是有生育計畫的女生，我會配合腹部艾灸，溫陽暖宮，加強改善症狀。

經期前後滴滴答答的出血

「我不是在兩次月經的中間出血，是月經快來的時候會連續三～七天有咖啡色的點狀出血，時有時無，斷斷續續，是哪裡有問題呢？」月經來潮前，甚至經期前後數日的點滴出血，還是要先到婦產科檢查是否有子宮頸、子宮息肉或其他腫瘤問題，排除長異物的情形後，最常見的原因是**黃體功能不佳、黃體素不足（卵品質不佳）**引發的小出血，而且絕大部分都發生在超過三十五歲的女性。西醫的治療方式是使用排卵藥物促進卵泡成熟，使週期性內分泌變化回歸正常，或是直接補充黃體素，但有些女生經過幾個月西藥治療仍無法改善症狀，原因可能在於卵巢功能需要加強穩定，西藥是用外力直接補充不足的激素，但卵巢功能沒有實際被調節到，所以有吃藥才有效。

這種卵巢功能性問題，中藥調理有一定的效果，中藥能直接給予卵巢營養，其中含有的雌激素和黃體素非常少（就算是西醫特別在意的四物湯，將其中的當歸做成分分析，也是不含雌激素的），但我們是利用補腎養肝的方式，讓卵巢回歸正常運作，排卵功能、卵品質和相對應的賀爾蒙濃度才能獲得改善。用車子引擎來比喻，車子開了一段時間，引擎總是要保養、修理，不然開起來會不順手。西醫知道妳的引擎要修理，可是無法把它修好，因此直接加裝一顆臨時的小引擎，好像可以上路了，但原來的引擎無法修復，若把臨時引擎拆掉，車子還是會出問題；如果換了機油、齒輪油，把引擎零件更新，引擎修好了，車子就能夠正常行駛。

這類異常出血要補腎，不過需要比較著重於讓卵品質變好，卵品質進步會使內分泌黃體素濃度充足，自然可以縮短或解決月經前後點滴出血的情形。很多人會詢問只接受針灸是否就能改善卵巢排卵功能不佳的問題，在卵巢功能輕度異常時，可以透過針灸調整身體氣血來達到治療效果；但這種出血還是要以藥物使用為主，以補充卵巢足夠的養分，卵巢的卵子品質才有機會進步，針灸的角色比較多是輔助藥物作用於子宮卵巢。在已經排除有腫瘤或息肉的前提下，我建議可以適當、適量補充女性健康食品，例如大豆異黃酮、月見草、蜂王乳等，可以補充卵巢分泌不足的部分，進而減緩出血情況。

如果是**子宮收縮不良**的問題，通常會表現為月經規律，天數卻有點長，第一到三天出血量正常，但第四天之後的量愈來愈少，可是很慢結束，這類患者還會特別指出「衛生棉上不一定會沾到很多血，都是上廁所、坐著突然站起來、肚子用力的時候才會有血排出來」。對於這種出血不順暢的情形，我會開生化湯請患者在經期到來的第一天至第三天服用，增強子宮收縮的力道，讓經血更容易排出，如果經血排乾淨了，但還在喝生化湯期間，也會觀察到血量驟減為護墊的量，顏色轉為偏咖啡色，臨床上如果在喝生化湯的過程當中，血量只剩一點點，會請患者不用再繼續服用，表示內膜已經排乾淨。

月經週期不規律，斷斷續續或持續出血超過十天

如果月經沒有準時過，不知道下次什麼時候來，而且每次都來很久，經量不多卻持續十天以上，甚至經血顏色一下鮮紅、一下咖啡色。在臨床上最常遇到兩種情形，第一種是子宮內膜增厚，沒有完全排出，所以一直有少量出血卻沒有正式的月經來潮；第二種是卵巢最近罷工，沒有排卵現象，所以賀爾蒙沒有週期性變化，以致於月經不準時，又常常滴滴答答地出血。

上述兩種情形要如何區分呢？首先還是想重申，問診、把脈不能取代西醫的抽血和影像學檢查，像這種症狀，我建議患者到婦產科照個超音波，甚至抽血檢查，不僅可以確定是屬於哪種異常出血，也可以排除其他問題，對於後續治療才能更準確，畢竟一個是子宮內膜（經血）沒有正常剝落（排出），另一個是卵巢沒有正常排卵，治療開藥的方式可是大有差異。

根據我治療這兩種病人的經驗，第一種病人常見於四十歲左右，或是接近更年期的婦女，卵巢功能有退化的狀況，但更重要的是子宮內膜很厚，卻難以剝落出血，剛開始我請患者服用生化湯三～七天，並搭配舌診、脈診的體質判斷，加點補氣血或溫暖子宮的藥材，因為她們很常伴隨氣血不足或宮寒的狀況，造成子宮收縮不良，內膜沒有完全剝落，又有新的內膜

分泌，導致愈來愈厚，最後演變成剝落不下來又收不住，滴滴答答地出血。待經血排乾淨（建議患者回婦產科照超音波確定全部排出），再重新建立月經週期，後面就是調經療程了。

卵巢無法正常排卵的女生沒有一定的年齡層，小至國、高中生，大至接近四十五歲，有各種原因導致排卵異常，例如壓力性月經不調（常見於接近大考的學生或高壓性工作的上班族）、多囊性卵巢、甲狀腺功能異常、肥胖、輪班性質工作者的內分泌失調，都可能出現這種不正常點滴出血。臨床上以調經為主要方向，重點在於促使卵巢排卵，回復規律的經期，有點滴出血時搭配一些有止血效果藥材，讓患者感覺比較清爽無負擔。

卵巢排卵的機制牽涉到腦下垂體的內分泌調節、甲狀腺、身體脂肪分泌的雌激素和卵巢本身的功能，任何一個環節出了差錯，就容易造成月經的紊亂和不正常出血。工作及課業壓力、過胖或過瘦、熬夜日夜顛倒也會促使女生的內分泌失調發生。

中醫說「腎主生殖，肝主疏泄，女子以肝為先天」，調理這種無排卵的月經出血，為了請卵巢返回工作崗位，就要提供足夠的薪水（養分），還要麻煩她正常上下班（調氣血、排卵），才會有規律的月經週期。為了順利請卵巢排卵，用藥強度和幫女生助孕基本上是同一等級，療程至少需要半年至一年，卵巢才能穩定、規律地排卵，讓月經乖乖來、乖乖結束，在月經病當中算是不好處理的問題。

善待妳的卵巢，才不會沒事就鬧罷工，老話一句，每天要有充足的睡眠，晚上十一點前就寢，至少睡滿六～八小時，讓卵巢有時間好好休息；均衡飲食、少糖、少油、多蔬果，規律的運動習慣，維持卵巢好的工作狀態，不只可以降低月經失調的機率，也會變得更有活力，不容易老喔！

預防重於治療，除了健康的生活方式，女生每一～三個月最好定期自我保養一下，在月經結束後食用一些藥膳，例如四物湯、首烏雞、當歸生薑羊肉湯、蟲草排骨湯等，如果不知道自己的體質適合哪種藥膳，可以諮詢中醫師的意見，或是直接由中醫師調配屬於妳的藥膳包或茶飲方，更能達到保養預防的效果。

痛經和排卵痛

月經病是中醫婦科門診最常處理的問題，有痛經或生理痛的女生比比皆是，每兩個來看月經問題的女生，就有一個抱怨經期時肚子不舒服，這是最常見的痛經；有些人除了經期會肚子痛之外，兩次月經中間的二～三天，也會感到下腹部或腰部痠痛，可能伴隨明顯的分泌物（白帶）；也有人是少量出血，通常是在排卵期的時候發生，叫做排卵痛。還有些女生在經期前後的七～十天就開始下腹疼痛；或是只有經期結束的一週是不痛的日子，到下次的經期前都在腹痛，這種類型的痛經比較少見，但是疼痛的天數愈長，代表著病情愈嚴重。

排卵期腹痛和經期腹痛的機理不盡相同

痛經：經血來潮時，子宮、骨盆腔的前列腺素分泌量增加，是一種發炎物質，讓子宮收縮，使子宮內膜剝落，經血排出。有經痛的女性通常對前列腺素的反應較為敏感，導致子宮頻繁、劇烈地收縮，造成明顯的下腹疼痛。

排卵痛：排卵期時，成熟的卵子需要從卵巢排出，當排出造成輕微出血，腹腔受到刺激肌肉收縮，或是排卵過程卵巢和輸卵管的肌肉收縮，都有可能感受到一側下腹部和腰部的悶痠、脹痛。

女性生理期和卵巢排卵是身體賀爾蒙濃度變化較大的時期，身體比較容易出現各種不舒服的症狀。當中比較需要注意的是其他原因造成的痛經或排卵痛，例如：

子宮肌腺症：很嚴重的腹痛，可能伴隨肛門、陰部脹墜、疼痛等沾黏症狀，更甚者排卵期後就開始有腹痛，持續到經期。

巧克力囊腫：症狀和肌腺症差不多。

慢性骨盆腔炎：持續或一陣一陣腹部悶脹痛，會伴隨白帶分泌物，疼痛狀況不一定和月經週期有關係，有的女生容易在月經前後免疫力較差時反覆發生，若是伴隨症狀不明顯，很容易和一般痛經搞混。

子宮肌瘤：很少人的痛經是肌瘤造成，比較多是因肌瘤導致子宮收縮能力變差，而有經期天數延長、經血量多的情形。

卵巢囊腫：一種良性腫瘤，通常是單側下腹悶痛，平時也會有性交疼痛的問題，可能伴隨月經週期不規則或不正常出血。

不同原因、不同體質的痛經、排卵痛，處方各有千秋

值得注意的是，有痛經或排卵痛的女生，大約半數到婦產科檢查是找不出原因的（又叫原發性痛經），其中因痛經影響作息的人又占了一半，四分之一的人會痛到必須吃止痛藥或請假休息。我建議有明顯下腹疼痛的女生朋友們，不論有沒有伴隨其他症狀，只要持續腹痛超過一個月，或是週期性腹痛超過三次月經，一定要找時間去婦產科檢查或做超音波掃描，以釐清痛經原因，如此中醫治療才能更有針對性，用藥也會因檢查結果不同而有變化。例如，A病患月經週期正常，每個月來潮時肚子非常痛，超音波和抽血沒發現異常，體質不會特別虛寒或燥熱，我會以當歸芍藥散為主，改善子宮循環、減少子宮痙攣的狀況；B患者也是痛經，月經週期正常，可是西醫檢查發現有子宮肌腺症（子宮內膜異位症），她的子宮環境夾有氣滯血瘀和溼熱、發炎的情形，必須用溫經活血止痛、疏肝行氣、清熱除溼的藥按比例開處方，這時方子會是桂枝茯苓丸、龍膽瀉肝湯、越鞠丸等，和A病患就有明顯差別。當然，

同樣的病症，不同人、不同體質證型，還是有可能會開出截然不同的方子，但治療方向大致相同。

大部分的痛經有子宮寒凝氣滯的情況

很多病人會問：「經痛這麼嚴重，是不是代表我的子宮很寒？」以我的臨床經驗而言，十個痛經患者，大約七位是寒性腹痛或五位是因壓力、氣血循環不順導致，也可能是六位伴隨氣血不足，但很少人是燥熱體質的痛經，所以這個問題有七成的機會是正確的。因此，中醫師治療痛經，常會以溫暖子宮且帶有行氣活血效果的藥物為主，例如桂枝茯苓丸、少腹逐瘀湯、艾葉、延胡索等，氣血不足較明顯的就會選用溫經湯、當歸芍藥散、紅棗、肉桂、黃精之類的方藥。當妳經過婦產科檢查發現子宮、卵巢有異常，處方中則會加強有疾病針對性的藥物，再依照月經週期在排卵期、經前、經期搭配腹部艾灸和丹田灸治療，效果很好，常常一、兩個月就能改善五成以上。

不過，病情較固著的病患，治療時間可能長達一年，甚至更久。我印象很深刻，有一個在日本唸研究所的女生，幾乎都喝溫、熱開水，子宮、卵巢也沒有問題，可是她的痛經非常頑固，子宮寒凝氣滯很難解，又有氣血不足，吃藥加艾灸一年，才改善五、六成，經期時還是時常要服用少量的止痛藥，可見並非每個人都是一、兩個月就能見效。

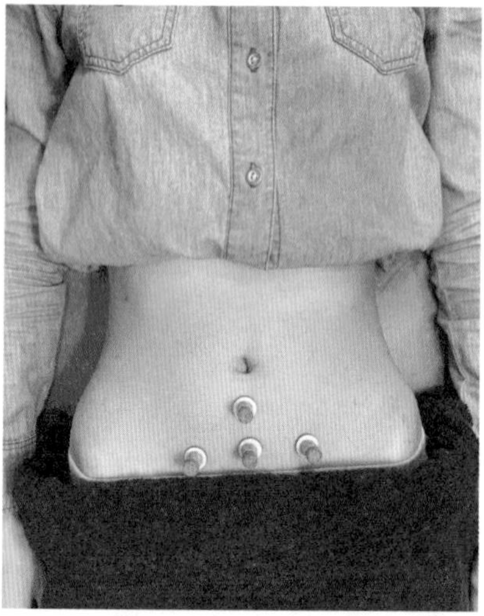

圖 4-6　艾灸

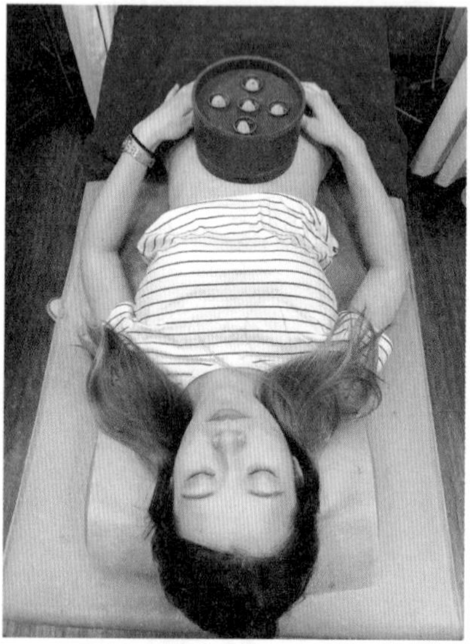

圖 4-7　丹田灸

平時少吃冰、腹部熱敷、適度運動可以改善痛經和排卵痛

居家保養可以改善腹痛嗎？現在保健用品眾多，連暖暖包都有添加艾葉的加強版，可以在經前一週到經期時，每一～兩天用來熱敷小腹，也有類似中醫艾灸治療的效果。或是準備肉桂、艾葉或生薑的精油，一週一～二次，用熱水加入三～四滴精油，泡腳、泡澡或以毛巾沾溼後溫敷肚臍及肚臍下方的部位（丹田處）；若有明顯經前胸部脹痛、睡眠障礙的人，可以搭配茉莉精油、玫瑰精油或薰衣草精油，加強舒緩情緒、緩和子宮痙攣的作用。

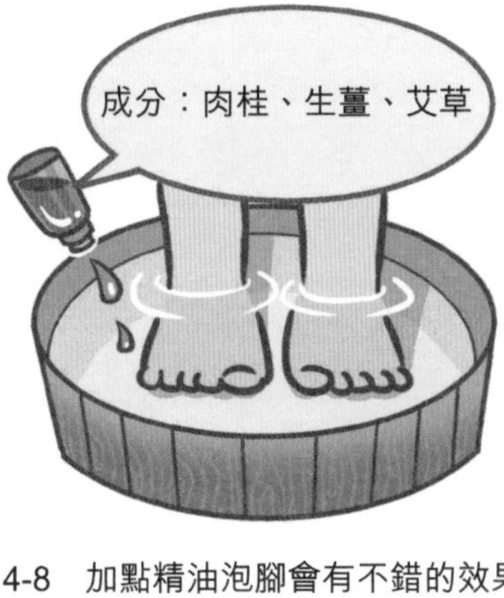

圖4-8　加點精油泡腳會有不錯的效果。

平常飲食應當控制冰品、冷飲、生菜沙拉、瓜類等寒性飲食的用量，月經即將來潮的前一週則要完全避免；血塊較多的女生在經期泡黑糖水加一些薑片，可以使經血排出比較順暢，以減少疼痛。另外，運動也是改善子宮循環、減輕腹痛很好的保養方式，當然不是在肚子痛得半死時去運動、跑步、騎腳踏車，而在不是經期的時候固定找時間讓身體動起來，至

少要有稍微喘的感覺，身體也要流汗，才會促進新陳代謝和氣血循環。經期不舒服的時候還是要多休息，能坐不要站，能躺不要坐，搭配上述緩和腹痛的保養方式，相信妳會愈來愈不害怕經期到來。

白帶和陰道炎

為什麼每當月經來潮之前，都會發現分泌物沾在內褲上？排卵期（約下次月經的日期往前推算兩週）時也會看到透明、黏稠分泌物自陰道排出？從陰道分泌排出的液體一般稱為「白帶」，是子宮、子宮頸、陰道腺體等部位分泌的黏液及滲出物。健康狀況下，白帶的量不會太多，這些黏液有潤滑陰道的功能，也含有乳酸菌、抗體及一些酵素，可以預防陰道及泌尿道感染。而在排卵期、經前或懷孕期間，因為內分泌賀爾蒙的變化，白帶會變得多一點、黏一點，醫師稱為「生理性白帶」。

如果妳察覺白帶經常出現，顏色不是透明的，可能像豆渣的樣子，或是像水一樣稀，還會伴隨私密處異味，感覺刺刺癢癢，那就不是正常的白帶了！病理性白帶最常見原因是細菌或黴菌感染，或多或少都和妳的免疫力下降有關，而更年期或停經的婦女會因為身體雌激素的量急遽減少，陰道黏膜萎縮而造成萎縮性陰道炎，除了異常的分泌物之外，可能還會感覺房事困難、陰道特別乾澀。門診中看過不少女生，每次月經前後容易陰道炎發作，白帶又多、私處癢又有味道，總是要用陰道塞劑治療，到了下次月經或親密行為之後，同樣的事再度重演，真的令人感到煩躁。

白帶、陰道炎常因溼氣過重，中醫治療以除溼止帶為原則

異常白帶的主要原因是免疫力較差和細菌感染，而大部分分泌物較多的女生都屬於溼氣較重的體質。反覆白白稠稠的白帶、勞累或睡眠不足的時候症狀會加重，排便有時比較偏軟黏，這類女生通常屬於氣虛夾溼型，常用完帶湯、山藥、土茯苓、薏苡仁等藥方；白帶偏黃在月經快來時或吃麻辣鍋、鹹酥雞容易發作，而且還會陰部特別搔癢，這種一般偏向下焦溼熱型，可選用八正散、清肝止淋湯、豬苓湯、地膚子、苦參等中藥；如果是青壯年女性反覆難癒的白帶，伴隨月經不調（週期過短、

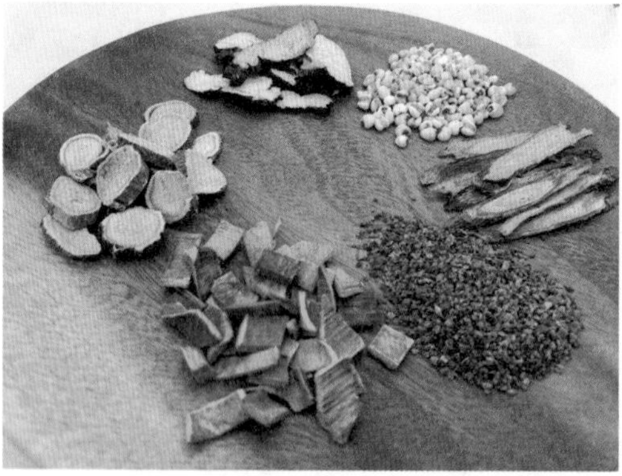

圖 4-9　豬苓、地膚子、薏苡仁、苦參、黃芩、黃柏。

過長、不規律或月經量過多、過少），或是停經、更年期婦女的白帶、陰道乾燥搔癢，更要考慮因卵巢功能衰退、雌激素濃度下降而發生的「萎縮性陰道炎」，此時更要注意肝腎不足的情形，治療上除了除溼利水，還要搭配補養肝腎的藥材，如六味地黃丸、知柏地黃丸和完帶湯、清肝止淋湯。

所謂的溼氣或稱水溼，指的是身體內滯留或無法正常運用的水分，這些水分有可能是多餘且排不出去的，也有可能是因器官系統運作失調，水分無法進入細胞所導致。中醫認為肺、脾、腎都會幫助水液的吸收、利用和排出，當水液代謝的路徑發生問題，就會產生溼氣，造成身體各種症狀，例如水腫、鼻水、咳痰、消化不良、腹瀉、白帶等。

治療上看似容易，其實有難度在，通常看診後服藥一至二週，患者都覺得症狀有改善了，但女生每個月都有月經來潮，使用衛生棉悶了一週後，會發現症狀又全部跑出來了，尤其夏天喜歡穿牛仔褲的女孩們也會覺得白帶難以改善。在處理時，我常提醒患者要有恆心、耐心和毅力，吃一週的藥後，恢復很多不代表白帶不會再出現，很可能過了一個經期又被打回原形，一定要持續服用或搭配坐浴的藥水至少三個月，如果經過三個月的治療與經期，白帶沒有再次騷擾才可以安心畢業。

不管屬於哪一類體質，當妳覺得白帶怎樣都好不了，內褲常是潮溼的狀態就應該就醫治療，若是不好好處理，嚴重甚至會造成子宮發炎或骨盆腔炎發生，更是麻煩！

證型	主要表現	治療	常用處方
氣虛夾溼型	白帶清稀、偏白，晚上、疲勞時加重，臉色較暗	健脾補氣利溼	完帶湯
溼熱下注型	整天都有黃、綠色白帶且量多，陰部搔癢明顯，口苦、口臭	清肝經溼熱	清肝止淋湯、豬苓湯
肝腎不足型	反覆發作且伴有月經異常，或是停經／更年期萎縮性陰道炎	補益肝腎，利溼止帶	六味地黃丸、知柏地黃丸

幫身體除溼！日常保健三原則

曾有位可愛的患者問我：「溼氣比較重？我不喝水就能減少溼氣？」不少人都有這種迷思。正如前面所提，溼氣重是因為水分代謝出了異常，就算減少水分的攝取，停留在體內的溼氣一樣排不出來，身體的細胞反而吸收不到水分，口乾舌燥、皮膚乾燥、長痘痘，白帶還是沒改善。

想要化掉體內的溼氣，治療白帶**第一要注意消化系統的健康；第二要減少攝取甜食、冰品、酒精類餐飲；第三則建議可以適時在洗澡後進行藥浴。**

五個除溼小祕方

一、薏仁好處多

脾胃為生痰之源，消化系統的功能一旦出了問題，從飲食中攝入的水分無法正常被身體利用，容易化生痰溼，在身體各處滯留而產生症狀。腸胃顧好了，身體就不容易生成溼氣，體質變健康，自然可以減少白帶發生。平常可以試著煮薏仁飯代替白飯，或是以薏仁水代替白開水，薏仁可以健脾、清熱、利溼，既能照顧腸胃，又能使溼氣

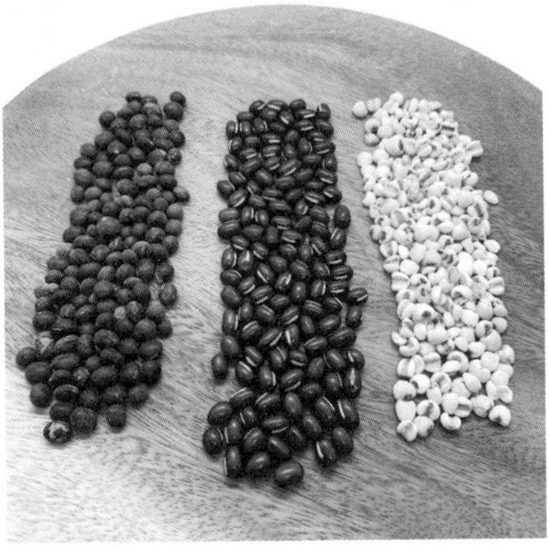

圖 4-10　乾薏仁、紅豆、黑豆。

從小便排出；薏仁稍微偏涼，多吃也不會上火，而且纖維多，容易飽足，比白飯的熱量更低！如果平時怕冷、肚子常脹氣且消化不良、喜歡溫熱飲食的人，就不太建議食用薏仁了，紅豆水、黑豆水或薑茶會比較合適。

二、飲食控制不能少

很多身體溼氣明顯的人，平時喜歡吃零食、餅乾、巧克力、冰淇淋，或是喝冰涼的飲料和啤酒，這些食物都偏滋膩，容易影響腸胃功能，造成或加重水溼停留體內。除了上述食物，比較生冷的食材，例如竹筍、大白菜、瓜類、生菜沙拉，也應該要控制食用量，才能減少溼氣的產生。

三、請讓下半身冷靜

如果白帶很多且黃黃綠綠或白白稠稠，像豆渣一樣，表示陰道正在發炎，在免疫力不好、細菌病原體很多的時候，一定要避免房事，縱使兩位興致勃勃，也麻煩冷靜下來，陰道發炎時若不忌親密行為，有可能導致發炎情形加重，甚至進展為更嚴重的骨盆腔／子宮發炎。

四、提升免疫力

除了除溼、消菌、抗發炎，陰道炎反覆發生的人，改善免疫力也是非常重要的一環。免疫系統功能健全，免疫細胞才能把壞菌消滅掉。不要熬夜，晚上請在十一點前睡覺，睡滿七～八小時，還可以服用三～六個月益生菌，增加腸道、陰道的好菌，除了對增強免疫力有好處之外，好菌較多時會幫助減少陰道壞菌數量，一兼二顧，我常推薦門診患者這麼做。

五、注意穿著

女生因生理構造的關係，陰部通常會比較潮溼、易悶。婦產科醫師會建議白帶多或陰道炎的婦女少穿緊身褲，避免一直使用護墊，常更換棉褲，也會給予患者塞劑或藥膏塗抹治療。但是反覆陰道發炎病患的困擾在於，用了藥就會緩解，過了一段時間會再發作。我在臨床會請這些患者配合使用中藥藥浴，以蛇床子、黃柏、黃芩、車錢子、苦參等有清熱除溼止癢效果的藥材做成洗浴方，除了可以在局部加強殺菌、減少壞菌滋生的作用，也有立即舒緩搔癢的療效。如果不想吃那麼苦的藥，每天多花十五分鐘局部浸泡洗浴也是滿不錯的選擇唷！

尿道炎

幾乎每個女生一輩子至少會遭遇一次泌尿道發炎，這不是百分之百表示妳的衛生習慣不好，絕大部分是因為男性與女性先天生理構造的差異所致，一般來說，男性的尿道長度約十～十二公分，女性卻只有三～五公分，男生的尿道較長，因此具有天生的保護功能，所以非常少遇到男性有尿道感染的問題。在先天保護不足的情況下，即使做足了清潔工作，難免還是會發生尿道感染，如果妳因為工作或其他原因而頻繁憋尿，或是清潔狀況較差時，例如月經期間使用衛生棉未適時更換，以及性行為之後沒有適當盥洗，細菌就可能趁虛而入唷！

在發炎初期，妳可能會一直覺得有尿意而頻繁跑廁所，但尿量卻不多，在小便或小便後，尿道口有些微灼熱和疼痛感，並伴隨下腹部脹脹、悶悶的不適感，這時如果忍耐不就醫，有可能發展成血尿、發燒畏寒、膀胱炎或腎盂腎炎等比較嚴重的情形。

一旦有病菌感染的情形，就必須使用抗生素，它能夠讓特定或某幾類病菌無法生存，進而緩和因細菌造成的發炎及感染程度。一旦開始服用後，就必須依照醫師的建議，定時定量將抗生素藥物服用完，否則體內的病菌尚未完全被藥物抑制，而免疫系統又無法將病菌吞噬殆盡時，病菌存在體內的時間一長，就容易產生所謂的「抗藥性」，一旦細菌的基因型產生變化，使其具抗藥性時，此時繼續服用同一種抗生素，這個藥物對人體內已產生抗藥性的病菌即失去抑制效果，到時候得使用第二線或第三線抗生素才能治療疾病，還必須付出昂貴的醫療費用，甚至可能沒有適合的抗生素，真是得不償失。

不要輕忽尿道炎的病症

門診中遇過一位女患者，她的主述是小便疼痛、小腹脹痛已經三天，還伴隨腰痠和怕冷等症狀，看過西醫，開了三天口服抗生素和消炎藥，但藥還沒吃完就不想吃了，詢問她症狀沒有完全好轉，為什麼不持續吃藥呢？原來在她的認知中，抗生素服用太久會讓腸道的好菌變少，因此不想再吃抗生素了，而想透過針灸來改善腹痛。聽完她的說明後，我請她回去必須把抗生素按時吃完。首先，抗生素的治療有固定的天數，細菌還沒被殺死就停用抗生素，不僅症狀不會繼續改善（因為細菌沒有完全被殺死），細菌還可能會對藥產生耐受性（下次一樣的藥吃再久也沒效，因為細菌不怕同一種抗生素了）；再者，針灸雖然可以緩和因肌肉痙攣、慢性腸胃消化不良和非發炎性腹痛，但泌尿道發炎通常是因為細菌感染造成（如果有腹痛症狀，通常已到膀胱炎的程度了），而且屬於發炎反應引發的腹痛，透過中醫針灸雖然可以短暫舒緩，但在沒有持續吃抗生素，或是未服用高濃度水煎藥的情況下，無法根治病源，因此治療重點還是必須透過內服藥來抑制病菌的持續感染，降低發炎程度，才能緩解病情。

中醫在治療尿道炎方面能發揮什麼程度的治療效果呢？以我的臨床經驗歸納成幾個病症：

一、單純尿道炎或合併膀胱炎

以中醫而言，處理泌尿道感染多利用清熱利溼通淋的藥物進行治療，例如導赤散、五淋散、白茅根、木通、淡竹葉、赤茯苓、山梔子等。在沒有出現發燒、畏寒，或是後腰痠痛的前提下，口服中藥緩解症狀的效果很好，甚至有病人在一天內症狀完全消失。但要注意的是吃藥，不管是中藥或西藥，請依照醫師指示服藥，不要「自己覺得症狀緩和就停藥」，沒有完成療程很容易再復發。中藥的服藥天數一般是症狀緩解消失後，再持續服用一至二週，確定完全穩定了才建議停藥。另外，如果有發高燒、惡寒、發抖的情形，可能是更嚴重的腎盂腎炎，不可輕忽。

二、反覆泌尿道感染

面對這類病人，「急則治標，緩則治本」，症狀發作時用藥必須著重在緩解小便不適，症狀緩解期則視每個人的體質進行調理，用藥通常以補益藥做為主方，健脾、補氣、養陰血、補肝腎等，以強化我們的免疫系統功能和器官的防禦力。我會使用六味地黃丸、清心蓮子飲、加味逍遙散等藥方幫患者保養，當中牽涉到各人的嚴重度及發生時間長短，都會影響治療天數，一般一到三個月可以減少感染次數或讓感染不再發生。當體質的異常狀態導正回來，免疫系統健康了，病人再感染的機會就降低了，生活品質也能提升。

三、更年或停經時期的發炎狀態

我在門診中遇過許多年屆更年期的婦女，在快停經或剛停經的數個月到一年，總是覺得小腹痠痛、小便灼熱，可是到診所做尿液或抽血檢查又沒有感染的證據，醫師只好請她們多喝水、不要憋尿、早點睡、搭配使用益生菌及蔓越莓等保健食品，讓泌尿道的好菌多一些，減少發炎的可能。可是患者嘗試了各種生活作息和飲食調整，仍然無助於改善或減輕下腹部及小便不適的症狀，細問之下還有陰道乾澀、行房困難、睡眠障礙等症狀，在西醫很難得到滿意的療效，就來中醫婦科求診。

女性通常在更年期及停經前後，因為女性賀爾蒙（雌激素）的濃度急劇下降，身體如果適應不良，很常出現各種以往沒有的症狀，潮熱盜汗、睡眠障礙、情緒問題、頭暈、頭痛、腸胃問題、陰道乾燥、尿道乾燥疼痛等（統稱「更年期障礙」）。在沒有額外補充雌激素的情況下，很容易因這些症狀嚴重影響生活品質，這時中藥可以用一些調養肝腎的處方穩定體質和減輕症狀，讓患者得到舒緩，縮短身體調適更年期障礙的時間。

針對更年期、停經婦女的保養基礎方，我認為藥味簡單的處方是六味地黃丸，對於不會特別怕熱、怕冷，腸胃消化功能正常的女生，服用一段時間後，不僅困擾已久的小便問題能得到解決，還會感覺身體變得輕盈、不易疲倦。因為六味地黃丸滋養肝腎的效果，既能改善尿道及陰道黏膜萎縮乾澀的狀況，進而提升局部免疫力，又能減緩身體老化的速度，所以會感覺到體力的進步。

哪些常見中藥藥材適合居家保養泌尿道和預防感染呢？

平時沒有發炎的情況下，可以自己準備枸杞九克、茯苓九克、薏仁九克、黃芪三克、車前子三克，煮成五百～一千毫升的補氣利溼茶服用，每週二～三次，經期的時候暫停飲用。

賣場販售的玉米鬚茶包加入一點甘草（約三克），泡熱水喝，對於口乾舌燥、怕熱、小便顏色較深且味道重的體質更為合適。如果平時比較怕冷、小便顏色很淡、容易疲倦無力的體質，可以試試覆盆子、五味子、黃精、炒白芍各六克，泡養肝溫腎茶喝，也是每週二～三次。

現在盛行「韓風」，其實韓國人更喜歡從食材中做搭配、保養，例如韓國的五味子茶，雖然商品製程和中藥用的五味子還是有差異，但我飲用後發現氣味和藥用五味子十分相近。如果妳喜歡喝酸酸甜甜的口感，除了請中醫師幫妳搭配養肝溫腎茶之外，去韓國旅遊時也可以考慮直接買五味子茶，同樣有一些調理作用。

市面上的保健食品究竟有沒有保護女生泌尿道的作用呢？蔓越莓、維他命C、益生菌都是坊間常見有保養泌尿道及預防感染作用的食品級保健產品。蔓越莓富含原花青素，可以預防細菌（大腸桿菌）附著繁殖於尿道壁上，又含有豐富維他命C、多酚類及黃酮素，提升抵抗力和抗氧化力，維持私密處環境健康。不過攝取蔓越莓果汁或果乾時必須注意糖量，吃太甜反而容易讓細菌滋生，還有增加體重的疑慮。現在市面上有一些蔓越莓的保健食品，不含糖，並添加維他命C或益生菌等營養成分，食用方便，不失為替代果汁、果乾的選擇。

除此之外，平時多蔬果、少碰刺激性和高熱量食物（太鹹、太辣、太油、炸物、燒烤、洋芋片、巧克力、餅乾等），注意每天飲水量至少二千毫升，不要憋尿，性行為後盡快小便，大號之後的清潔（由前往後擦拭），少穿緊身褲，都是減少泌尿道感染的訣竅。

有一件事希望大家可以牢記在心，食品就算多了「保健」二字，基本上還是食品，和醫師臨床使用的藥物仍然有效果上的差異，如果身體狀況真的不好，還是諮詢專業醫師以確定適合自己的治療或保養方式，對身體健康才真正有幫助喔！

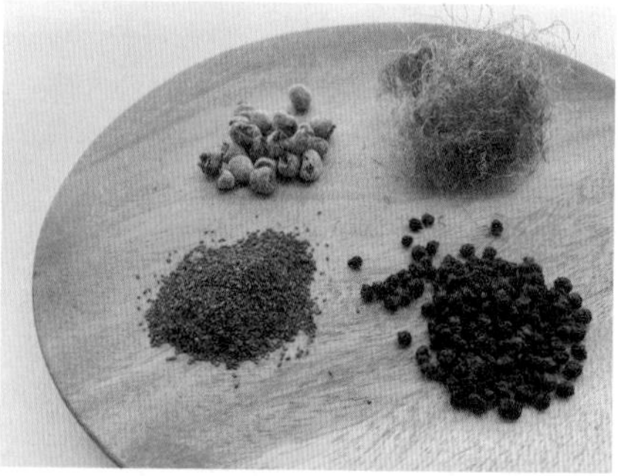

圖 4-11　車前子、玉米鬚、五味子、覆盆子。

經前症候群

「每次月經來潮前都沒辦法穿內衣，胸部一直覺得脹痛。」

「我在經前的情緒超級不穩定，小事就會讓我暴走，也變得很愛哭，經期過了就好了。」

「當我的肚子感覺悶悶痛痛，晚上翻來覆去睡不著，就知道好朋友要來了。」

「我覺得經前好像被大食怪附身，食欲超好，而且總是想吃甜食和高熱量的食物。」

「我平常的排便習慣很穩定，可是每當

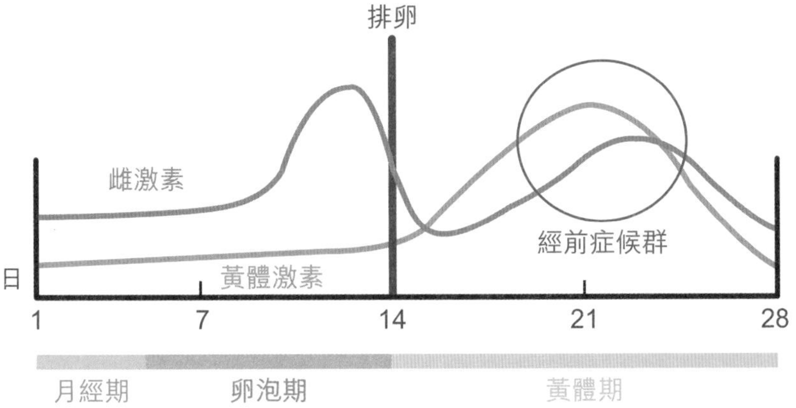

圖 4-12　雌激素和黃體激素對照圖

月經快來時，就很容易脹氣、便祕，經期之後又回復正常。」

是不是覺得這些症狀好像都在說妳呢？而且這些症狀總是在經前一～二週出現？一點都不奇怪，這是女性賀爾蒙變化，稱為「經前症候群」。

雌激素濃度相對較低和較高濃度的黃體素

女生的月經週期分為濾泡期和黃體期，月經第一天到排卵日之前稱為濾泡期，排卵日之後到下次月經之間叫做黃體期。黃體期通常會維持十二～十四天，體內黃體素在這兩週的濃度會相對較高，雌激素濃度相較於濾泡期則是下降。如果體質對內分泌變化較為敏感的女生，或是本身確實有內分泌失調，外在環境壓力過大、抗壓性較差，就有可能在經期前二～三天，甚至七～十四天就出現各種症狀，例如胸部脹痛、下腹悶脹、易怒暴躁、情緒低落不穩定、食欲增加、睡眠障礙、水腫、便祕或腹瀉、體重增加等，都可以歸類在經前症候群。

另外，月經週期不規律、曾有焦慮或憂鬱症、母親和姊妹也有明顯經前症候群的人，更容易出現經前症候群。臨床上有研究統計指出，經前症候群嚴重的女性，有比較高的機率發生產後憂鬱症、更年期症候群或其他情緒性疾病。

中醫治療經前症候群，著重於疏肝解鬱與平時養血調經

如果妳有看過中醫，或許常聽醫師說要調肝，這是因為中醫的理論提到「肝藏血」、「肝主疏泄」、「女子以肝為先天」，說的是女生的月經週期準不準、經血量和排出狀況、經期前後和月經期間身體的情形，都與「肝」的功能息息相關。「肝鬱氣滯」時就有可能導致經前愛生氣、胸部、腹部脹痛、經血排得不順、痛經，或是月經提前、延後來潮；而「肝血虧虛」，除了月經量減少外，睡眠障礙、頭痛、腹痛也有機會發生，所以要調女生病，很大的重點就是「調肝」。

最常見的疏肝理氣、養肝血效果的中藥處方首推**逍遙散**。這個藥方首見於宋朝的《太平惠民和劑局方》，書中提到「本方……為調和肝脾的常用方，服後可使肝氣暢達，鬱結消解，氣血沖和，神情悅怡，故名之。」意思是說當妳服下逍遙散後，身體的氣變順了，又有一點補血作用，所以會感到心情愉悅，身體有輕鬆逍遙的感覺，所以稱之為逍遙散。

我在臨床上更常使用的是有加入牡丹皮、山梔子的**加味逍遙散**。臺灣的環境比較溫暖、

夏季炎熱，而且上班族一般晚睡、外食居多，身體容易伴隨火氣，加入些許清肝火、除溼氣的藥物，對臺灣女性而言更合證，服用後感覺更舒服。除了逍遙散之外，還有許多可以調肝的藥材和處方，並依疏肝理氣、清瀉肝火、散寒暖肝、調養肝血的強度不同來使用，例如柴胡疏肝湯、一貫煎、四逆散、越鞠丸、化肝煎、暖肝煎、龍膽瀉肝湯、黃連阿膠湯、酸棗仁湯等，臨床上會根據每個人的症狀特殊性和體質特點選用治療，簡單來說，中醫師會幫妳決定適合吃什麼藥、劑量多少，妳負責把不舒服的狀況描述給醫師聽就可以嘍！

好的生活作息和習慣可以減緩經前症候群的嚴重度

妳可能會說反正只有經前幾天不舒服，忍一忍就過去了，應該不需要特別就醫吧！經前症狀輕重程度確實因人而異，如果只是輕微不適，不會造成困擾的話，可以先配合平時的保健調整即可；情況愈嚴重和影響生活層面愈明顯的人，例如每次經前因睡眠太差和情緒太暴躁而導致工作效能下降，或是造成人際關係觸礁，還是要讓醫師診療，通常三個月內就能感受到情況改善。那平時可以如何進行自我保健呢？

一、來杯玫瑰花茶

玫瑰花有疏肝理氣的效果，又能促進腸胃蠕動，經前情緒不穩定、常排便不順，可以每兩、三天泡一杯玫瑰花茶，用五朵玫瑰（請找沒有農藥的有機產品）、紅棗三顆或一點黑糖，加入二百五十～三百毫升的熱水飲用，月經期間請暫停飲用。

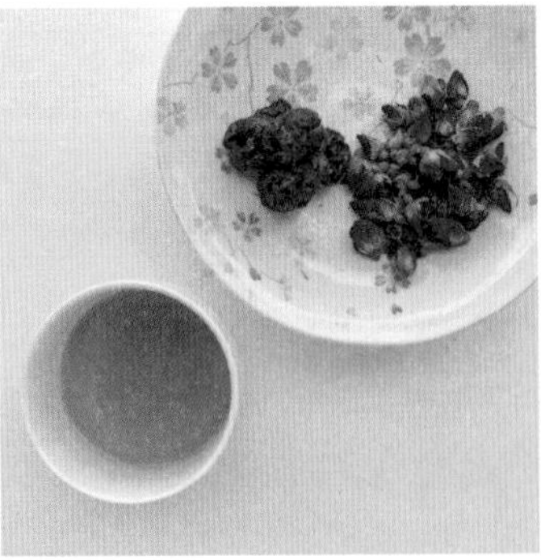

圖 4-13　玫瑰花茶

二、穴位按摩

我最喜歡選擇合谷穴、內關穴和太衝穴，臨床上雙側四個穴點合用又叫開四關，很多婦女病中，針灸這四個穴位確實有協助改善症狀的功效。如果是居家保健，可以用大拇指以妳不覺得痛，但是能感受有壓迫痠感的力道，進行輕—重—輕—重的按壓，每天約各按三～五分鐘，妳應該能夠漸漸地感受到睡眠品質的進步和情緒的穩定。

三、**向高熱量食物說不**

太鹹、太油、太甜、刺激性食物都要控制攝取量，最好是不要吃，如果我沒有舉例會讓妳有僥倖心態的話，請注意！炸雞、薯條、奶酥麵包、各種蛋糕、燒烤類、巧克力、咖啡等，

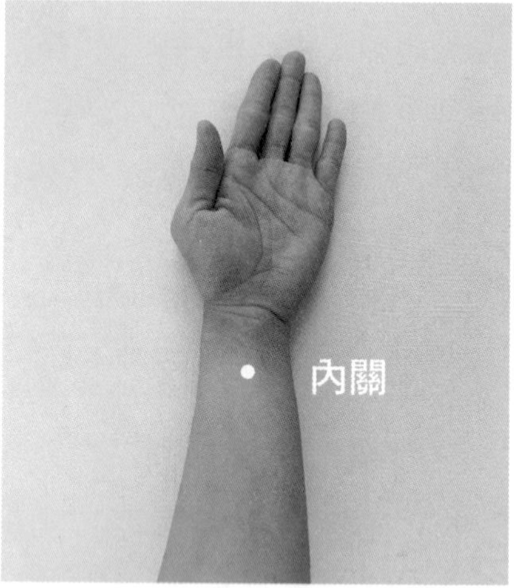

圖 4-15　內關穴

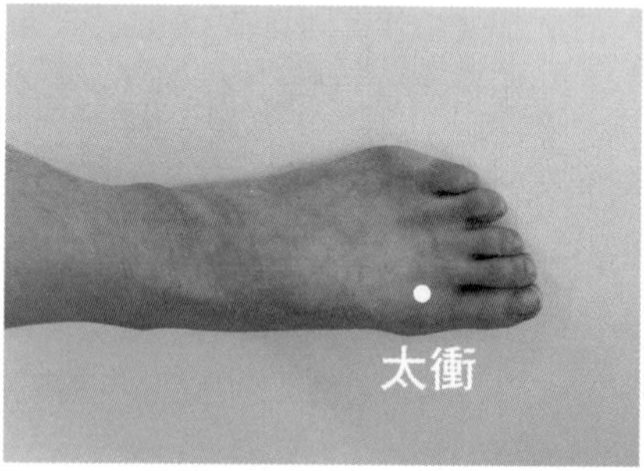

圖 4-14　太衝穴

全部都要節制。

四、有氧運動和心肺功能的鍛鍊

依我個人投入健身運動的經驗，足量的有氧運動可以讓心情放鬆、身體愉悅，搭配一些負重訓練讓體能增強，可以應付外在環境的壓力或變化。通常運動量建議一週內最少三次，每次至少三十分鐘（心跳每分鐘要超過一百四十下）。沒有運動是不累的，知難行易，其實痛苦的點只有剛開始從無到有的階段，等身體適應固定的運動習慣後，妳就會愛上這種輕盈、舒服的身體狀態了。

第五章

中醫添好孕

中醫也能助孕

隨著時代的進步、網路及社群媒體的發達，年輕人的性知識開放，這十多年很常在報章新聞上看到十幾歲的小媽媽「只有一次性經驗就懷孕」、「初嘗禁果，懷孕藏肚十個月，家人都不知道」，實際上更多女性朋友出社會後工作忙碌、社交圈小，二十九、三十歲，甚至三十五歲、四十歲才結婚，愈晚結婚的婚姻會比較美滿，因為心智成熟、穩定，牽手的另一半一定是精挑細選的對象，但有生育計畫的太太們就會比較辛苦，可能努力了大半年仍是「做人尚未成功，夫妻仍須努力」。

先說說我的經驗，大學時是中醫系和西醫學系雙主修，因為志願的關係，高中畢業又重考一次，大學必修課程多，念了八年，大學畢業時已經二十七、八歲了，幸好有個交往很久、願意等我畢業再結婚的老公，考照的過程也沒有蹉跎，很順利地在大學畢業後執業工作、結婚生子。計畫懷孕的過程是有點波折，我有多囊性卵巢問題，從計畫到做人成功，花了接近一年時間。

我在門診遇到需要助孕調理的女生們，個個都比我辛苦，有人二十八歲結婚，努力到三十二歲還沒有消息；有人三十八歲才找到真命天子，婚事完成後想盡快懷孕；也有年紀輕才二十六歲，因難以受孕，前往西醫不孕症科檢查，發現卵巢早衰，西醫建議配合中醫調理改善卵巢功能，增加受孕機率；也有夫妻一起接受檢查，老婆沒問題，老公精蟲數量功能不佳，兩個一起透過中醫保養身體。

大家也許很好奇，中醫助孕在做什麼？中醫調理的特色和專長是什麼？如果我和老公已經在西醫助孕療程中，是否能夠合併中醫的治療呢？我會分段落向大家介紹，也希望能讓大家了解接受中醫調理時，中醫師的思維邏輯與治療想法。

中醫優勢在養卵，也能改善精蟲能力

中醫在調理懷孕可以做些什麼呢？一次成功的受孕需要好品質的卵和精蟲、暢通的輸卵管、有著床能力的受精卵，以及良好的子宮內膜環境。就像計程車從高雄北上，經由高速公路到臺中載客，再行駛高速公路到臺北的陽明山：首先計程車要能上路，零件、引擎不能故障，汽油得加滿；高速公路必須能夠讓計程車通行，並順利接到乘客，這位乘客也要體格健康、四肢健全，才能夠自行搭車，出發後的汽油量、車子性能要還能夠持續開往目的地；最後車子終於經由高速公路抵達終點，這時要停進特約停車場，否則任務就不算完成。這個過程代表著好品質的卵子、良好的排卵狀況、通暢的輸卵管、活動力佳的精蟲由陰道游進輸卵管，精卵受精後一邊分化成有著床能力的囊胚，一邊繼續由通暢的輸卵管移動至有足夠厚度提供著床的內膜，囊胚順利著床後，再產生胎盤，給予胚胎後續發育所需的養分。只要其中一個階段出現障礙，就不可能自然受孕成功。在這當中，卵子（計程車）能否接受精子並持續提供受精卵發育的營養是關鍵，突顯出卵子的決定影響夫妻同調的重要性。而且，老車的性能比不上新車，年齡增長更是近年不孕族群增加的主要原因。

中醫調理最大的優勢在於改善卵子與卵巢的品質，藉由補腎養精的多種藥材，提供卵巢營養、增加骨盆子宮的循環，以提升成功受孕的機率，精蟲數量與活動力也用類似的方法來改善。有對高齡只能取卵做試管嬰兒的夫妻告訴我，還沒中醫調理之前，取出的卵子品質總是不佳，著床能力不足，經過中醫數月的調理再去取卵，醫師發現卵的大小、數量、品質都有提升，能夠取出的卵子數及體外受精的狀況也改善了。這類案例讓我從臨床中得到和研究論文一樣的結果，更肯定中醫助孕的療效。

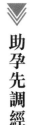

助孕先調經

月經週期不規律或月經量太少的情況下，排卵功能不佳、子宮內膜厚度肯定也是薄的，想要成功受精、著床的難度就提高許多。像是多囊性卵巢、月經週期不規律、經量異常、經間期出血、卵巢功能衰退等問題，想要受孕當然是相對困難。如果再加上年齡因素，就西醫對「自然受孕活產率」（成功懷孕並順利生產的機率）的統計，三十歲以下的育齡期婦女，自然受孕成功率約五十%，活產率約四十%；三十一～三十五歲的女性，成功懷孕率及活產率已經往下掉了；三十六歲以上的女性則明顯呈階梯式下滑，自然懷孕成功率已下降到三十%（十個女生只有三個能夠成功自然懷孕），活產率下降至二十～二十五%（懷孕四～五次只有一次能順利把寶寶生下來）；四十歲以上只剩十～十五%的懷孕率及五%以下的活產率。

接受人工生殖的婦女，以三十歲以上為主要族群，懷孕率與活產率和同族群的女生相比機率會升高，但成功率仍然隨著年齡層的增加而明顯下降（平均懷孕率／平均活產率：三十～三十五歲＝三十七%／三十三%；三十六～四十歲＝二十八%／二十%；四十一歲以上＝十二%／九%）。想生就早點生，如果不能早點生，中醫助孕和適時配合西醫人工生殖

🏠 首頁／健康主題／全人健康／孕產婦健康／生育健康與預防／人工生殖／主題文章

國民健康署鄭重呼籲：想生要趁早！

國民健康署鄭重呼籲：想生要趁早！

生育有時鐘，超過 33 歲有困難，超過 40 歲很拚！

晚婚、遲育浪潮正衝擊臺灣，依本署（國民健康署）97 年「第十次家庭與生育力調查研究」調查設籍臺灣地區年滿 20 歲至 49 歲女性顯示，未婚婦女有四成四（44.43%）將來願意結婚，但年齡愈高，結婚意願愈低；女性初婚年齡中位值自民國 69 年的約 23.4 歲延後至 98 年約 28.4 歲；婦女生育第一胎年齡自 69 年的約 23.5 歲，延後至 98 年近 29.3 歲。依內政部出生登記統計資料 98 年生母年齡結構分析，以 30～34 歲的產婦比率最高，達 37.8%，而 35～39 歲也占達 12.6%，40 歲以上有 1.8%。可見晚婚、遲育已成為社會普遍的現象，但亦隨之衍生不孕問題。

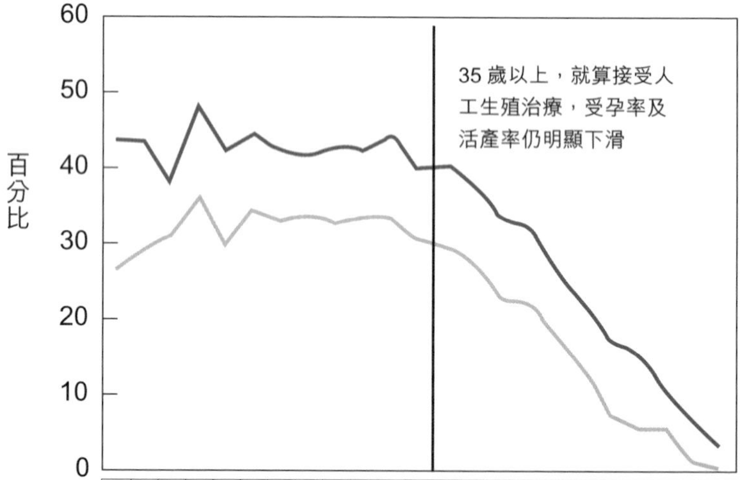

年齡	<24	24	25	26	27	28	29	30	31	32	33	34	35	36	37	38	39	40	41	42	43	44	>44
—— 懷孕率	43.9	43.2	38.6	48.0	42.5	44.9	42.6	41.8	43.1	42.5	44.3	40.2	40.2	37.8	33.9	32.6	27.1	22.9	17.7	16.1	11.3	7.1	4.0
—— 活產率	25.8	29.7	31.4	36.2	30.4	34.8	33.1	33.9	32.9	33.8	33.6	30.8	30.2	28.0	23.1	22.9	18.3	14.3	8.0	6.3	6.3	2.4	0.8

圖 5-1　臺灣地區九十八年配偶間接受人工生殖者受術女性之年齡與懷孕率及存活率關係圖（資料來源：衛生福利部國民健康署）。

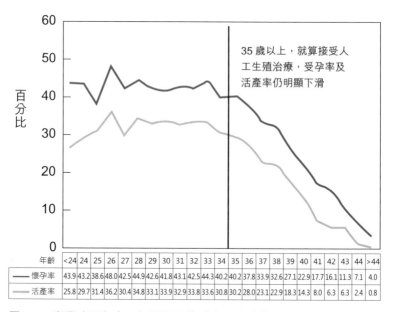

療程便是提升受孕及成功生產的方法，而中醫助孕的首要目標是調理月經，月經規律在懷孕計畫中是很重要的事情，能夠在固定天數有月經來潮，而且鮮紅、足夠的經血量才表示卵巢有固定排出品質不錯的卵，妳的生殖內分泌系統才較為健全。中醫調經可以改善卵巢排卵及內分泌功能，藉此增加受孕成功的機會。

算準排卵期，受孕率大增

排卵期就是俗稱的「危險期」，在排卵期和老公積極行房，可以提升受孕機率，可是排卵期該怎麼算呢？

排卵期約等於月經週期往回數十～十六天

假設妳的月經很規律地在每個月十號來潮，月經週期大約是三十天，扣掉十～十六天，表示排卵期大概落在第十四天到第二十天，也就是每個月的二十三～二十九號。有正常排卵功能及良好卵子品質的人，排卵後的黃體期大概都是固定十二～十四天，所以排卵的時間（日期）是由預測下次月經第一天往回推算，網路上常說是月經的第十四天，那是針對規律二十八天來潮的女生，排卵日基本上會固定在那天前後，可是每個人的月經週期畢竟有長有短，黃體期也是長短有別，最長就是十四天，很少人會到十六天，短的話大約十～十二天，所以估算最寬的一週，就是妳和老公要好好努力做人的七天唷！

很多人對排卵期一知半解，下載軟體 app 幫忙計算，卻沒有正確設定自己的月經資訊，到門診諮詢才知道 app 通知的危險期和真實的排卵時間還是有誤差，做了好幾個月的白工。

錯過了可以亡羊補牢嗎？

不好意思，成功機率會降低很多，所以要抓住排卵期好好做功課呀！

只抓最準的週期減十四天的那一天做功課是不是最有效？

我們不可能每個月都超級無敵精準地只在這一天排卵，而且婦產科有統計研究發現，在預測排卵日前三天開始，到預測排卵日後一～兩天，每隔兩天行房一次，受孕成功的機率比在預測排卵日當天開始做功課提高十～十五％。老公們一定要做好準備，配合老婆，一個月一週的好日子，真的要好好把握！

如果妳的做人計畫嘗試了三個月都沒有消息，月經還是很準時報到，我會建議量測基礎體溫來抓排卵日和觀察排卵情形，每個人的卵巢排卵時間和排卵功能還是有所差異，可能提前或延後排卵，以致於始終錯過正確時機。

如果我的排卵期很準，基礎體溫測量也和預估時間差不多，還是沒有受孕，還有其他可能原因嗎？

最有可能的情況是輸卵管有堵塞的情形，導致卵子不易受精；也有可能是身體對受精卵產生排斥（免疫系統攻擊受精卵），所以無法成功著床；或是一些微量元素、維生素不足，影響著床狀況（例如女生怕晒太陽，常待在室內，導致維生素D缺乏）。不論是哪種可能，都需要到不孕症科找婦產科醫師討論病情，做進一步檢查才能確定，千萬不要自己瞎猜又不就醫，浪費寶貴的調理時間。

不孕是複雜的領域，身體其他因素和環境壓力也會影響受孕

縱使提升了卵子品質、子宮環境和確保輸卵管的暢通，仍然有部分夫妻不容易生育，實在是因為影響懷孕機率的身體、環境因素太多、太複雜，目前已知自體免疫、血栓體質、甲

狀腺或腦下垂體功能異常、心理壓力、環境賀爾蒙都會直接或間接使懷孕機率下降，仍有未知的情況是現代醫學尚未確定或發現的。我們能做的就是在可以處理的範圍裡，以中醫、西醫或中西醫聯手治療、解決問題，增加受孕成功率。

以心理因素造成的難受孕為例，妳一定聽過一些女同事或女生朋友想要生小孩，可是太過忙碌，壓力很大，始終無法懷孕，到處求神問卜，一、兩年沒有結果決定放棄，卻在一次出國旅遊後，居然成功懷孕了。這就是明顯心理壓力導致身體難以受孕的經典案例。做遍檢查、尋遍名醫，兜兜轉轉都沒有得到想要的結果時，不妨讓自己休息幾個月，想做就做，想休息就休息，說不定會有意外的禮物等著妳呢！

自體免疫或血栓體質的女生，比較容易有習慣性流產的問題，可以懷孕，但是留不住，可能五週多驗孕試紙剛驗到，月經就來了，而且兩、三次都是這樣，除了胚胎染色體異常外，上述這兩種體質很常碰到這種情況。這種體質的女生來尋求中醫調理時，我會先就她的月經週期、卵巢排卵品質及功能先做調理保養，並搭配針灸改善子宮、骨盆腔的血液循環，但中間會建議配合服用西藥抑制免疫系統過度反應，或是一旦驗到懷孕，就要盡快到婦產科接受肝素治療。因為中藥的免疫調整藥物或抗血栓藥物會牽涉到活血化瘀藥，而這些患者以舌脈觀察來看，通常不是氣血特別瘀滯，所以用中西醫聯合調理是最適合的方式。

進入西醫療程，中醫仍可輔助治療，增加成功受孕及活產率

隨著時代的進步，中藥藥理研究和治療經驗漸漸有科學化的統計數據，很多研究都能證實中醫對助孕的治療成效，慢慢地愈來愈多婦產科醫師接受且建議病人參與中醫的介入調養。我有中西醫學的知識背景，臨床上會先了解需要調理助孕的女生們的疾病背景，詢問抽血、超音波、輸卵管攝影等檢查結果，搭配體質判定，依年紀及實際情況，制訂屬於每對夫妻的懷孕調理計畫，不僅可以讓大家更清楚自己的身體，也能避免治療的時間過長，導致耐心和信心消磨殆盡。

根據我的治療經驗，中醫助孕治療，如果搭配西醫超音檢查、排卵藥／排卵針治療，或是人工生殖的夫妻，經過三～六個月服藥後，卵泡比較容易成熟長大、子宮內膜可明顯增厚、排卵藥物刺激下，成熟的卵泡數量變多；做試管嬰兒療程的夫妻，也會回饋取卵後受精的狀況比沒有吃中藥前好很多，受精卵的品質也明顯改善，更有利於植入後提升著床率。處方內容十分多樣，很難一一舉例，每個女生難受孕的原因很多，西醫的手段都千百種了，中醫當然也不可能這麼單純，一個方子用到底。每當有患者小心翼翼地拿出一張家人報、親戚報、朋友報、神明求來的「包生子」方，我的心裡還是會咯噔一下，再循循善誘她開方子最重要

的還是找出原因，依據體質開方，不可能大家都吃相同的方子。

不孕症／難受孕在婦科中的不確定因素相對較多，各種層面複雜且治療方式多元的一大病症，縱使身為醫師的我們知道有這麼多種情形會造成受孕困難，還是有許多不孕女性找不到特定原因可以針對性治療，這是很煎熬的，但還是要有光明且正面的想法，盡我們所能去做通盤的處理，有時迷宮的出口只在那個轉角，就看妳能不能稍微再堅持一下。

心情的調適、壓力的紓解、作息的調整都有幫助

除了將體質調理和治療計畫交給醫生處理，女人平常也要讓心理、體能都維持在好的狀態，對自己好一點，避免熬夜睡眠不足，養成運動習慣，老公、老婆齊心，共同面對困難和挑戰，生孩子是兩個人的事，夫妻互相扶持，孩子也能在幸福快樂的環境中出生長大，讓我們一起加油！

懷孕早期不適

媳婦懷孕，全家捧在手心，吃的要營養均衡，用的要天然無毒，走路、爬樓梯要小心跌倒……各種叮嚀囑咐，就怕有個萬一。大家都知道懷孕前三個月是最容易流產的階段，此時的孕激素濃度一開始偏低，隨著懷孕週期進展而逐漸上升，胚胎小，胎盤尚未穩固，所以長輩們才會絮絮叨叨該怎麼做。懷孕初期，媽媽們一方面要適應子宮裡住了小小新生命，一方面內分泌系統在初期會有較大變化（高濃度黃體素↓孕激素），身體時常會出現各種小狀況，大部分是腸胃功能出現異常、脹氣打嗝、孕吐噁心，胚胎著床時的點滴出血，或是子宮漸漸撐大時感覺到悶脹感。

胚胎著床常伴隨少量出血，請放鬆心情臥床休息

驗到懷孕很開心，卻突然發現底褲有咖啡色點狀出血！不要緊張，仔細觀察身體的狀況，

除了褐色分泌物之外，有鮮紅色的出血或血塊嗎？出血量有沒有持續增加？下腹部有沒有伴隨悶痛或下墜感？腰是不是突然變得很痠？

如果前述情形沒有同時出現，那妳可以先放心，通常少量褐色出血是胚胎著床時鑽入內膜導致的小出血，並非異常問題，這種情況的出血一般不會超過三天，平躺休息、避免提重就會自行止血了。

除了著床性出血外，人工受孕、試管療程、高齡懷孕也可能因為黃體功能較差、黃體素不足，胚胎不穩定而導致出血，必須補充黃體素安胎；如果常常看到鮮紅色出血，補充黃體素也不能止血，很有可能是子宮頸瘜肉因孕期賀爾蒙營養長大，活動時摩擦導致的出血，必須透過小手術摘除瘜肉，改善出血問題。

不管是哪種出血狀況，都要盡快到婦產科診所或醫院檢查，確定身體狀況，冷靜並遵循醫師指示，才是正確看待孕期出血的態度。

懷孕早期出血可以看中醫嗎？中藥有一些藥

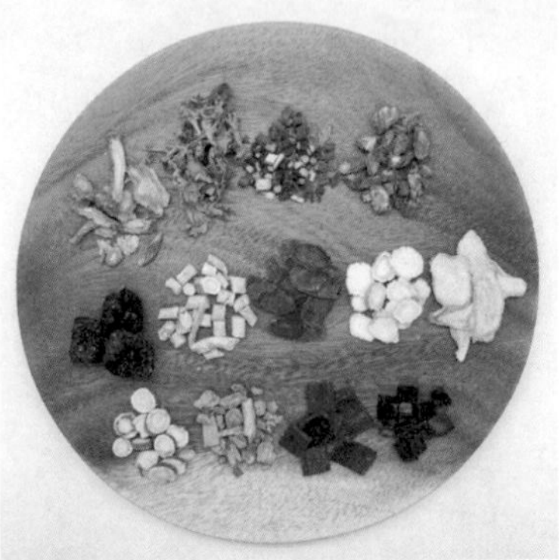

圖5-2　高麗參、白參、黃芪、續斷、阿膠、杜仲、當歸、炒白芍、艾葉、桂枝、甘草、紅棗、乾薑。

物有安胎止血的效果，例如杜仲、續斷、阿膠、白朮、黃芩、白芍等，我在臨床使用也觀察到，助孕調理懷孕的媽媽，持續以中藥安胎，產檢時胚胎會較早出現穩定的心跳，吃過中藥的寶寶也相當健康。

小腹悶悶脹脹的——懷孕初期子宮脹大的反應

肚子總感覺脹脹的，可是產檢又沒有異常，到底有沒有問題啊？如果下腹沒有疼痛感或特別不舒服的感覺，行動自如，也沒看到陰部出血，那就沒問題啦！寶寶需要空間長大，子宮變大總會有些不習慣，需要慢慢適應。

如果妳有習慣性流產的經驗，或是較高齡的媽媽，我會建議小心一點，持續配合西醫的回診、黃體素的補充和中藥的安胎，避免發生早期流產。這一類的孕婦，我常以補氣補腎藥調理來安胎，例如黃芪、白朮、黨參、杜仲、菟絲子、白芍等，可以穩定胎象，減少不適感。

如果肚子不舒服的感覺很明顯，又伴隨陰道出血的情形，除了盡快到婦產科就醫之外，一定要臥床休息，並避免持重、蹲、跪、爬樓梯等會加重腹壓的情形。飲食方面也要避開薑蓉及含有大量酒精的料理（燒酒雞、麻油雞、薑母鴨、羊肉爐等），以免促進子宮收縮。

脹氣打嗝、噁心想吐，少量多餐，挑食一下沒關係

孕吐可說是懷孕初期最讓人感到困擾的症狀了，一早起床空腹刷牙想吐，吃了東西還是想吐，而且突然感覺食物味道好重，令人受不了。我的孕期嘔吐經驗十分豐富，雖然沒有吐到需要住院，但常常一整天只能吃早午餐的狀態，懷大寶的時候還吐到要生的那一天。門診中遇到的孕吐病人不是抱怨沒辦法進食，就是家人想幫忙進補卻不敢吃，怎麼辦才好呢？

通常會孕吐的人，大概懷孕七、八週就會明顯出現症狀，妳不會突然吐得很嚴重，通常是從感覺食物味道改變開始，漸漸聞到、吃到某些食物就覺得噁心、想吐；第九～十二週進入高峰期，嚴重的孕婦連喝水都會吐，還可能需要服藥或住院，以維持身體的營養補充；十三週之後會慢慢緩和下來，不過嚴重的孕吐患者會持續更久，最久就和我一樣，到生產那天為止。

怎麼吃才能有營養又不會吐呢？我建議吃喜歡又吃得下的食物就對了，每個寶寶有他的喜好，媽媽多少會受影響，能吃什麼就吃什麼，不要太勉強自己一定要照孕婦食譜進食，不然吃進去又吐出來，白費苦心。有些食物可以稍微舒緩想吐的感覺，例如紫蘇、薑片、烏梅、酸梅等，這些食物從中醫角度有緩肝止嘔的效果，我實際操作也有一些改善作用，不妨試試

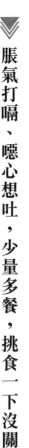

看。還可以嘗試穴位按壓的方式，例如在兩邊手腕附近有個「內關穴」，不舒服的時候用指腹按摩穴位，能減緩噁心的感覺。

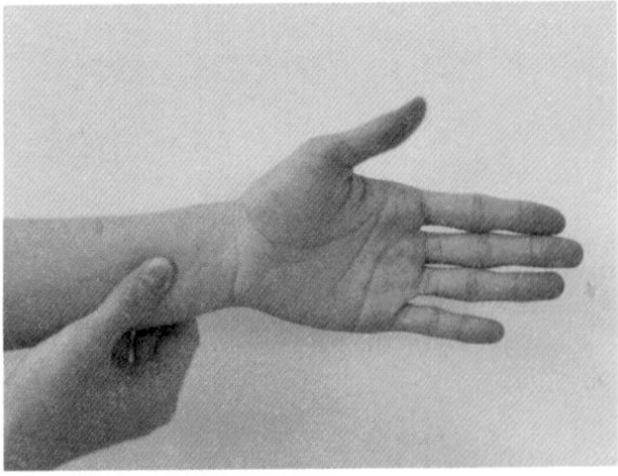

圖 5-3　按摩內關穴

懷孕期間禁忌大哉問

懷孕的孕程通常分成三個時期：懷孕初期（第一～十二週）、懷孕中期（第十三～二十八週）、懷孕後期（第二十九～四十週）。長輩對我們懷孕時總是百般叮嚀，坊間也有許多關於懷孕時期的禁忌與飲食建議，究竟哪些是要小心注意的？哪些是過時的習俗或誤傳的迷思？這邊一次整理給大家參考：

一、懷孕前三個月不能告訴別人，否則容易流產？

因為前三個月胚胎狀態較不穩定，自然流產的情形較中、後期常見，所以坊間誤會說出來容易導致流產。如果妳是高齡妊娠或有不穩定、先兆流產傾向，還是要讓家人、同事、主管知道妳的狀況，才能得到充分的休養。

二、拍肩膀會導致流產嗎？

這種說法其來有自，從孕婦的身後拍肩膀，驚嚇到她，如果子宮比較弱，因為受驚嚇而造成子宮收縮，確實有可能導致流產，要小心注意，但這種例子畢竟是極少數，無須太過緊張。

三、孕婦不能吃薏仁、山楂？

這個問題的點擊率也是名列前茅。有一種說法是薏仁、山楂會導致子宮收縮，另有一種說法指薏仁、山楂偏寒、偏酸，孕婦不宜使用。我曾為此查閱書籍及相關藥理學，但沒有提到會使孕婦流產的論述，所以各位媽媽們不用太過緊張，均衡飲食，不過量使用任何藥材，不碰香菸、酒精和來路不明的草藥，才是要特別注意的。

另外一提，蘆薈當中含有的「蘆薈素」，如果食用太多，容易導致孕婦的骨盆腔出血而有流產的風險，連蘆薈的飲品罐上都有明確警告標示，建議忌食。大部分中藥藥材，孕婦使用是無礙的，少部分藥效比較猛烈的絕對要避開，但是任何和中藥相關的問題都要經過合格中醫師處方後再服用，不要看了中醫書籍就以為可以自己開藥治病了，這是很危險的做法。

四、不能吃生冷食物，否則小孩氣管會不好？

懷孕時通常體溫偏高、氣血旺盛，很容易口乾舌燥、身體燥熱，尤其臺灣氣候炎熱，想不碰冰品冷飲真的很痛苦。有時想喝杯冷飲、吃碗剉冰，只要控制用量，例如一個星期一杯或一碗，我是不太禁止的，但如果寒涼飲食過量，或是冰品中的含菌量超標，可能會造成腹痛、腹瀉、白帶變多，體質特別虛冷的孕婦甚至會感覺宮縮、腰痠墜重。對小孩氣管的影響，主要還是爸媽有沒有過敏體質（鼻過敏、氣喘、皮膚過敏）的基因，決定遺傳給孩子的機率。

五、黃連、珍珠粉可以清胎熱，讓小孩皮膚變白？

妳知道妊娠蕁麻疹嗎？這種皮膚搔癢在妊娠中後期比較常見，而且以媽媽體重增加太多、寶寶體重過重的孕婦為多。長輩們總是說是因為胎熱太重影響媽媽，要吃黃連清胎火，實際上看診也常診斷為胃火偏盛或溼熱證型，使用一些清熱止癢的藥材搭配黃連確實有效。黃連苦寒，既清胃火也清心火，珍珠粉屬寒，可以安神助眠，也有清熱解毒的功效，如果懷孕後期體質燥熱有火氣，睡眠品質比較差，臨床上會請孕婦少量服用。對寶寶的皮膚確實也有幫助，不僅是治療經驗，也有許多媽媽和我分享懷孕時吃點珍珠粉，孩子出生後的皮膚狀況相對穩定，不容易起疹子或搔癢，但是膚色就見仁見智了。

六、孕婦可以抱小孩嗎？

懷孕期間，應該要盡量避免提重、久蹲、過度爬樓梯，因為這些動作腹部需要施力，如果子宮比較不穩定的孕婦，就有可能導致宮縮。抱小孩等於抱重物，而且是滿有重量的重物，不僅造成腹壓過大，小孩如果過於好動，手腳不小心用力打到肚子，更是危險，能不抱就不要抱，如果真的要抱，請坐在椅子上抱小孩，減少腹部的壓力和施力。

七、孕婦情緒不好，小孩出生後脾氣會不好？

許多國內外研究都指出孕婦的情緒、言語、聽的音樂會影響肚子裡寶寶的安定與情緒穩定，媽媽的負面情緒會導致體內賀爾蒙的轉變，身體緊繃和子宮肌肉收縮，造成寶寶的環境壓力及不安定，寶寶出生後情緒比較容易不安，媽媽就會覺得不好照顧。心情愉快或常聽古典樂的媽媽，身體的腦內啡濃度較高，子宮血流穩定，寶寶相對比較安定，出生後比較好帶。

八、懷孕時可以行房或泡溫泉嗎？

懷孕初期，胎盤相對不穩定，一不小心容易導致剝落流產，房事最好避免，而胚胎尚在發育，要避免高溫的環境，泡溫泉、泡澡當然是要禁止的；相較於初期和後期，懷孕中期雖然是比較穩定的時期，但房事或泡澡、泡溫泉仍然建議適度即可，盡量比照懷孕後期，不要因為身體沒有問題就百無禁忌，以免樂極生悲；在懷孕後期，肚子很大，如果撞擊力道過大，或是寶寶胎動過於劇烈，都有可能造成破水而早產，所以行房的頻率要適當，動作要溫柔一點，不要常常泡溫泉，最多一個月泡一次，盡量泡腳或肚子以下就好，每次泡的時間要小於十五分鐘，避免血液往下肢集中，造成頭部血流不足而頭暈或暈倒。

產後坐月子

黃小姐今年三十五歲，家中有兩個小孩，分別是十歲和五歲，肚子裡又有了第三個寶寶，再一個月即將生產，前兩次生產時年紀尚輕，產後沒有多休養，自己二十四小時照顧孩子，加上親餵母乳，長期睡眠不足，生完二寶不到半年，體力就嚴重下滑，全身骨節痠痛，落髮比生完第一胎還早出現，而且持續很久都沒有明顯好轉。她告訴我希望生完這一胎，可以藉由坐月子調理，徹底改善體質，解決之前生產、帶小孩造成的各種不舒服。

華人的月子習俗和中醫學的理論、發展有很大的關係，中醫認為生產時，產婦耗費極大的力氣，而且有一定的失血，古時候人們飲食中魚、蛋、肉類的比例較現代人少，以蔬果、米飯居多，產後哺乳的營養又來自媽媽的氣血精華，所以產後一個月至兩個月得好好調養，喝雞湯補充蛋白質，藉此回復體力，提供寶寶足夠的乳汁；再者以前生產環境也不夠乾淨，沒有空調、熱水器、自來水等先進設備，久久才能洗一次熱水澡，水質也沒有經過消毒，於是產婦絕對不能洗頭、洗澡，不能吹到風，也不能外出。然而這樣的習俗在醫療技術及環境進步、潔淨且肉類食物過盛的現代，坐月子當然需要修正與調整，以期合乎時宜，既能幫助產婦回復體況，又能維持足夠的乳汁分泌。

婆婆媽媽／月嫂／月子中心，各有優缺點

妳有沒有看過這則新聞：「日本桌球好手福原愛嫁來臺灣，大讚臺灣的坐月子文化。」我們的坐月子文化算是一種「臺灣特色」，就算是中國的產婦們也不像臺灣人一樣注重產後的身心調理。我有兩次生產經驗，分別請婆婆幫忙和住月子中心，我的心得是產後大約二至三週即可回復體力，但這段期間如果要親餵母乳和照顧新生兒，如何分配時間，讓自己能夠有足夠的休息和調養，會是月子調理能不能調好身體的重點。

書中提到的常見產後病，我都親身感受了。第一胎時，大部分月子時間在家裡，當時因為完全沒有經驗，第一次幫自己調理，雖然婆婆非常厲害，會準備好三餐及補品，還能夠幫忙照顧高敏感寶寶，但短時間內從無到有，從新手變專業，光是親餵母乳及安撫大寶就讓我感到氣力耗盡，幾乎沒時間好好吃一餐及完整睡一覺，產假過得比上班時還累，完全能夠體會一些媽媽為什麼得到產後憂鬱症；因為該休息沒休息、該吃飯沒吃飯，產後的落髮出現得

比較早，造成髮量明顯減少，還常常頭痛、腰痠；我整整流了四、五十天惡露，直到產後開始上班，加強補養中藥後才完全排乾淨。

我一折肱就嚇到了，第二胎選擇住月子中心為主，有護理師照顧二寶，請婆婆帶大寶，盡量充足的休息和加強體力回復，吃飽睡足、精神滿滿後，就有足夠的母乳量和充沛的體力餵寶寶和陪他玩。除了充分的休養外，我也加強中藥調理，配合自主進行仰臥起坐和回復陰道彈性的凱格爾運動，漸漸加強運動強度，月子尚未結束就出關接了產後復出的第一場演講，不僅乳汁分泌的狀況很順暢、足夠二寶吃，還大大改善了第一胎產後遺留的頭風、腰痠、髮量減少等問題。

至於月嫂型態，有點類似婆婆或媽媽幫忙坐月子，很多長輩也要工作，或是年紀比較大沒辦法幫忙，所以請月嫂來家裡，一般分為只有白天來家裡的月嫂和住在家裡二十四小時的月嫂，有的月嫂會幫忙照顧小孩，有的只負責媽媽的飲食，當然月嫂幫得愈多，妳愈有時間好好休息。住在家裡比較寬敞，又是熟悉的環境，一定比月子中心更能讓人感到放鬆。三種常見坐月子的形式，可以依照需求和預算選擇，只要能夠好好休息、好好吃飯、有體力、有奶量，我認為這就是符合妳的月子方式。

生化湯、麻油雞，聰明服用更安心

妳應該聽過生化湯和麻油雞吧？這大概是我們最常聽到的月子調理方了。怎麼吃才正確又養身呢？曾有新聞報導產婦月子期間照三餐服用生化湯，造成產後出血不止。生化湯是溫暖子宮、加強子宮收縮、加強排除惡露的方子，大部分產婦會到婦產科醫院進行生產，產後出院前，醫師通常會給二～三天的子宮收縮劑，回家後惡露一般不會剩很多，我的用法是請媽媽們在產後出院返家時再服用生化湯，剖腹產約三天，自然產約五天，當惡露轉為黃褐色、沒有血塊即可停用，新聞上看到的極端案例都是服藥過量，加強活血作用導致出血不停或大量出血。不過有些特定情況適合繼續服用生化湯，例如子宮內血塊沒有排乾淨，但不需手術刮除，可視體質以生化湯為底方增減藥材（例如補氣血的黃芪、何首烏）來促進血塊排出。這也是我的產後經驗，生大寶後體力變差，又沒好好休息，子宮收縮不良，出月子後還繼續補養氣血，加上活動量增加，才真的把惡露排乾淨。

吃麻油雞也要講究時機，傳統麻油雞含酒量偏高，甚至有產婦吃「雞酒」補身體，從中醫學的角度而言，少量酒烹調有促進乳汁分泌的效果，而且可以加強血液循環，讓身體較為溫暖，但是酒精會延緩傷口癒合，也會加強子宮收縮的作用，導致惡露增加，且能通過母乳及血腦障壁，過量會影響寶寶智力的發展。想吃麻油雞的媽媽們，在傷口還會紅腫、疼痛時，請不要食用米酒烹調的料理（也要避吃刺激性食物），通常在產後第三週（第十五天）之後再開始吃些含少量米酒的料理，請務必讓酒精揮發完全（煮久一點）；「雞酒」是用全酒烹調，一則酒精太多，二則除非煮一整天，否則酒精要完全揮發，非常困難，我完全不建議吃雞酒。假使妳睡得比較少，常常覺得口乾舌燥、頭皮出油，麻油雞也不適合妳，可以煮香菇雞湯搭配薑片和約三～五毫升的米酒，代替麻油雞，既留有雞湯的蛋白質及補性，又去掉了麻油雞的燥性。

不管哪些藥膳，如果吃了以後痘痘狂長、嘴破、便祕、睡不著，表示妳上火啦！請暫停藥膳幾天，吃清淡一點，禁酒、少油、少鹽、少甜食。

水藥調理三階段，讓媽媽快速回復元氣

中醫的月子調理十分靈活且能配合各個產婦及各種需求，大方向來說分成三個階段：

第一階段：生化湯

可以排惡露，除舊布新，加強子宮收縮能力及復舊狀況（讓子宮回復原本大小），和上述吃法相同，大概出院後服用三～五天即可。

第二階段：健脾胃、消水腫

大部分產婦在生產過程腸胃功能會略差，可能會容易脹氣、排便不順、食欲不佳、全身水腫，平常消化功能很差的媽媽們症狀更加明顯。以適合體質的藥材進行調理，可以較快改善消化道機能，加強排除水氣，想哺餵母乳的媽媽們可以加入路路通、王不留行等通乳藥，讓乳汁分泌更順暢。

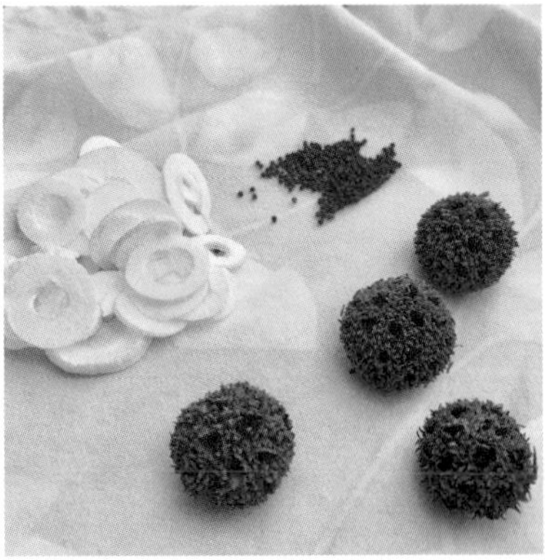

圖 5-4　路路通、王不留行、通草。

第三階段：視前兩個藥方的情況加入補氣血和補肝腎的藥材

這個階段如果是沒有吃素的媽媽，我會搭配阿膠、龜鹿膠等動物性藥材，原因是產後虛弱的媽媽較多，補養的藥材多、吸收快且效果好，動物性藥材劑量不需要很大就有明顯的強健效果，服這帖水藥時，不僅會感覺體力進步，還能減少腰痠背痛，縮短產後落髮的時間，對於之前有月經不規律、痛經病史的產婦，也會產生一定的調經效果。

要特別提醒的是，如同平常喝四物湯一樣，如果妳有子宮肌瘤、巧克力囊腫、子宮肌腺症等特殊狀況，一定要提醒妳的醫師，醫師才能為妳調理適合體質的產後處方。

產後天數	調理階段	功效	常用藥材
第四~七天	一方：生化湯	排出惡露、子宮復舊	當歸、川芎、桃仁、炙甘草、炮薑、益母草
第八~十七天	二方：加味四神四物湯	健脾利水、補氣養血	黃芪、蓮子、薏苡仁、山藥、當歸、何首烏、茯苓、白朮、乾薑、川芎、破故紙、杜仲、熟地、白芍
第十八~三十天（以上）	三方：加味十全大補湯	補氣血、養肝腎、壯筋骨	黃芪、人參或參鬚（餵母乳者不用）、茯苓、炙甘草、阿膠、當歸、艾葉、乾薑、熟地、陳皮、川芎、女貞子、枸杞、龜鹿膠、杜仲、桑寄生、何首烏、山茱萸、路路通

註：實際開方的藥材會依照個人體質偏熱、偏寒和症狀需求進行選藥及劑量調整，並非統一處方，表格中藥材為舉例參考。

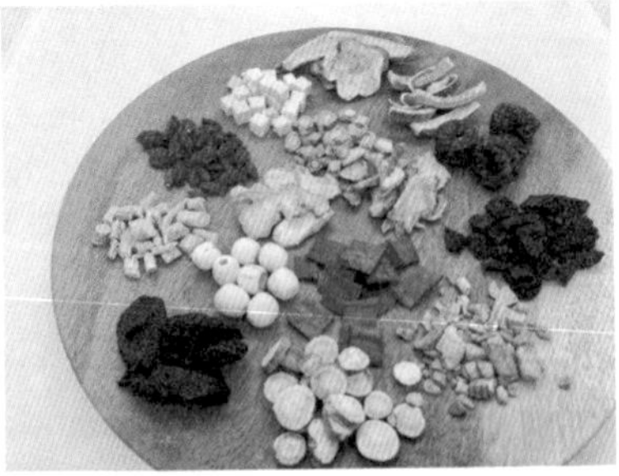

圖 5-5　產後二方：補氣補血搭配健脾利溼的藥材。

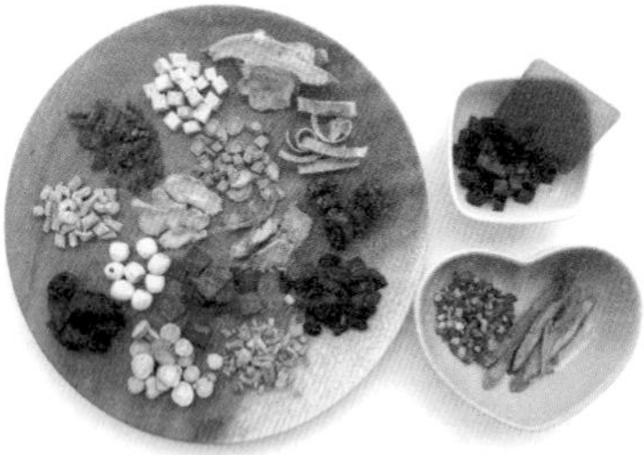

圖 5-6　產後三方：加強補肝腎、暖子宮的藥材。

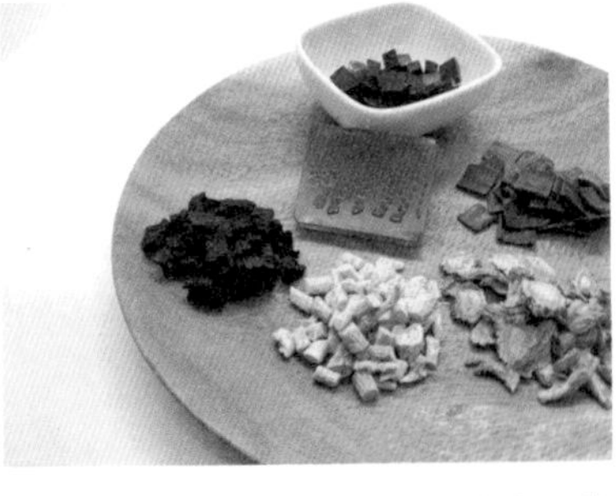

圖 5-7　龜鹿膠、黃芪、何首烏、當歸、阿膠、杜仲。

飲食宜清淡，家人一起來

坐月子是華人社會給媽媽們的產後福利，既然家人也支持妳，請務必好好照顧自己。很多媽媽，包括我的第一胎也是，生產後覺得寶寶應該隨時待在身邊，餵奶、洗澡、睡覺都想陪，結果飯沒好好吃，覺沒好好睡，把自己累垮。家人是我們最大的靠山，大家一起照顧寶寶，讓家人可以分擔，讓自己可以專心吃飯和充分休息，才能真正坐好月子。

坊間有多家月子餐提供產後均衡的營養，也篩選過食物的性味，協助避開生冷飲食，如果預算足夠，是十分方便的月子餐選擇。若妳比較挑食，或是經濟因素，沒有選擇月子餐也無妨，請注意飲食中要有五穀雜糧、蔬菜、肉、蛋、魚類，吃熟食，不吃生食，少鹽、少油烹調，水果放室溫適量吃，冰品、冷飲要忌口！餵母乳的媽媽們多喝雞湯、魚湯、排骨湯，或是豆漿、牛奶，注意一天的水分攝取要大於二千五百毫升，配合親餵和定時擠奶，寶寶一定能夠吃飽飽和獲得足夠的營養。

到底能不能洗頭？這應該是僅次於要不要喝生化湯，第二個常聽到的問題了。我建議三～五天洗一次就好，洗頭後要在浴室把頭髮吹乾，戴好帽子再出浴室，尤其在冬天或冷氣房要更加注意，不然很容易頭風、頭痛（個人親身經驗，請勿好奇嘗試，非常痛苦），期間可以搭配乾洗髮的產品，讓頭皮在不能盡情沖水時也能維持清爽感。

洋洋灑灑寫了非常多注意事項，就是希望大家月子一定要好好坐，才能擁有健康的身體和充足的體力，可以好好陪伴孩子成長，生個孩子老十歲，坐好月子人不老，如果等到非常不舒服或西醫檢查出問題（例如落髮嚴重到毛囊萎縮，關節痠痛到被診斷有退化情形）才想要好好調理，要花更長時間回復身體狀態，有些症狀甚至可能無法回復最佳狀態，這些都是我的臨床所見，分享給妳，也藉此想告訴妳，中醫師幫忙坐月子是依照每個人的體質和月子環境設計，十分靈活且生活化，並不困難喔！

坐月子作息禁忌

1. 忌食生菜、冰品冷飲、未煮熟及寒性食物，以免子宮收縮不良，造成腹痛、惡露不淨。
2. 不碰燒烤、油炸、辛辣食物，減少痔瘡、嘴破、便祕的發生。
3. 自然產或剖腹產傷口仍有疼痛或紅腫時，避免麻油及米酒烹調的食膳。

4. 產後兩週內因為腸胃消化功能尚未回復至孕前狀態，盡量不要食用容易脹氣或過於油膩的食物，如豆類、地瓜、芋頭、蔥、粽子、爌肉、湯圓。

5. 哺餵母乳的媽媽們要避免含有人參、粉光參、韭菜、麥芽的藥膳餐點，以免回乳（退奶），並補充足夠的水分及營養，定時三～四小時擠乳排空，可維持一定的母乳量。

6. 洗手、清潔請用溫水，可用大保溫瓶裝溫的自來水，洗手時倒出使用，可減少關節痠痛、麻木發生。

7. 洗澡盡量以淋浴或擦澡的方式，可以使用含有大風草、艾葉、桂枝、乾薑等藥材的洗澡水，能夠預防產後感冒、受寒的發生。

8. 產後可以洗頭，建議在產後一週再洗，三～五天洗一次為佳，洗頭後立刻在浴室中吹乾，戴上帽子再出浴室，以免溫差導致頭痛、頭風。

9. 生產時骨盆關節會放鬆，為了骨盆復原，不要盤腿坐，少爬樓梯，使用束臀帶，才能回復臀圍，改善鬆弛；不要常常彎腰抱小孩、過度勞動（打掃家務）

或拿重物，否則腰痠背痛會一直跟著妳。

10. 自然產的產婦在產後第二週開始，建議搭配橋式、凱格爾運動等讓陰部肌肉復健運動，可避免漏尿，重拾美滿性生活。

11. 適當的休息是產後坐月子的重點，每天晚上除了餵奶、擠奶外，盡量要睡滿八小時，不要熬夜追劇，不然很容易眼睛視力退化或產生飛蚊症。

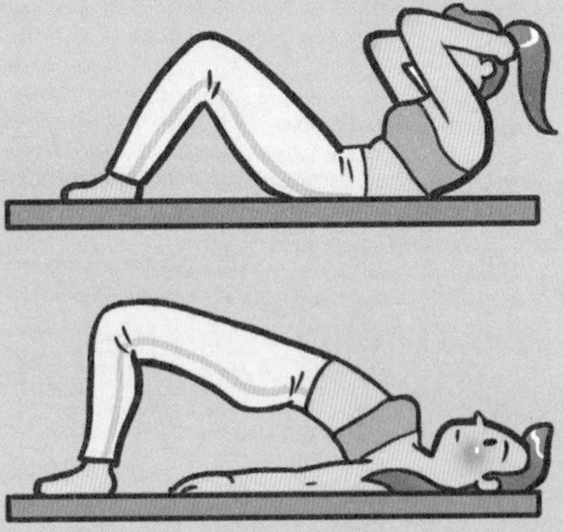

圖 5-8　產後第二週可以進行橋式和仰臥起坐等運動。

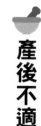

產後不適

從「小姐」升級為「太太」的代價可真不小，這是我生完第一胎的真實感受。為了哺餵母乳，每天的睡眠斷斷續續，擠奶、餵奶、擠奶、餵奶，沒有一次可以完整睡超過三小時；幫寶寶換尿片、洗澡、長時間抱嬰兒、擠乳，導致媽媽手、媽媽腰，自己邊看診還邊搥腰；不只如此，懷孕時濃度上升的雌激素，產後約三個月便降回一般值，頭髮因此掉不停，連髮型設計師都察覺髮量減少許多，第一胎產後不努力打雷射、吃補藥，外表看起來豈止老十歲。

是不是覺得這個案例太誇張了，怎麼可能什麼症狀都出現，告訴妳，不好好保養的確會！門診中比我嚴重的多的是，曾有一個媽媽剛坐完月子，卻持續覺得手腳關節都在疼痛，仔細詢問之下，坐月子的時候，她獨自照顧寶寶，洗毛巾、洗奶瓶都自己來，常常在冷水下沖洗雙手，又得幫寶寶洗澡，結果手腳關節漸漸開始疼痛，難以使力，骨科、復健科都查不出原因。另有一位媽媽來看診時牽著一個四歲妹妹，娃娃車裡還有一個不滿周歲的寶寶，坐在看診椅上害羞地把頭上的假髮拿下來，原來她生完大寶時就有落髮問題，當時帶小孩沒有時間照顧自己，以為落髮會慢慢改善，誰知道都生完第二胎了，髮量還是沒有回復，甚至少到需要戴假髮，我檢查她的頭皮，發現毛囊已經萎縮，要讓髮量回到懷孕前的狀態著實有點難度。產後腰痠的患者就更不用舉例了，唾手可得，彎腰難以挺直，抱小孩抱不起來的媽媽比比皆是。妳呢？有沒有被我說中心事呢？

即使已經坐完傳統的三十天月子回歸職場，我仍然持續以中藥補養保健，沿續坐月子的觀念，搭配運動和飲食調整，落髮等症狀總算在產後半年漸漸穩定改善，我以自己的調養經驗為基礎，在臨床治療上協助很多產後和我一樣有這些困擾的媽媽們，甚至症狀更嚴重的也獲得相當好的治療效果。有了前車之鑑，我在第二胎的自我調理再加強，幾乎沒有再發生類似狀況。

孕期子宮壓迫，產後照顧寶寶，骨盆髖部容易痠痛變成「媽媽腰」

卸貨之後才是苦難的開始，相信妳一定聽很多媽咪說過類似的話，除了睡眠不足之外，媽咪們最常抱怨的莫過於腰痠背痛、筋骨痠軟無力。由於懷孕期間子宮和寶寶的重量壓迫腰、背部，生產時骨盆腔韌帶軟化、放鬆及產程中腰部用力，都會讓我們產後感覺腰背痠痛，再加上餵寶寶、抱寶寶，如果休息時間太少，還會加重腰痛症狀，少數人甚至手腳關節都會感到疼痛，連拿個杯子或走平路，手腕和膝蓋都負荷不來，對生活有極大影響。

肌肉力量不夠又過度使用是造成關節疼痛的主因，而月子期間用冷水洗手，寒冷水氣會侵犯到筋骨，就算當下沒有什麼特殊感覺，日子久了問題便會慢慢浮現，很多五十～六十歲有嚴重筋骨關節疼痛或提早退化的病人，詢問之下發現當年生產幾乎都沒有坐月子，又要自己照顧小孩、做家事和工作，結果身體筋骨無法繼續負荷，不得不提前退休，生活品質也大大降低。

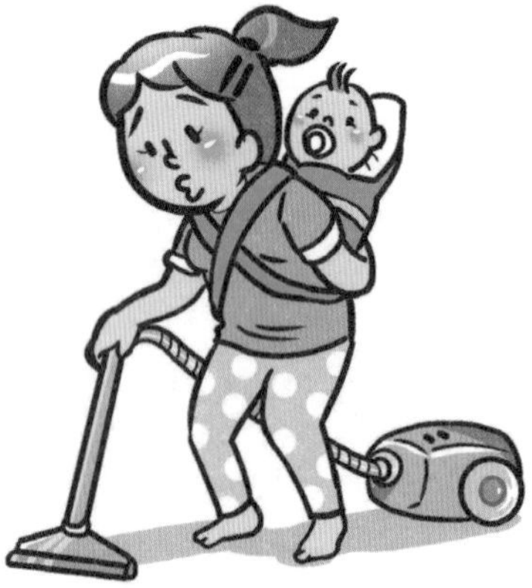
圖 5-9　一邊照顧寶寶，一邊進行家務，對媽媽的身體來說是很難負荷的。

這種關節疼痛、腰痠背痛，從中醫的角度追根究柢，肝腎虧虛、經絡氣血不通仍是主因，因每個人體質而有虛寒、虛熱的差別，還可能夾有溼氣，筋骨在產後沒有得到休養，反而勞動增加，加速老化勞損的發生，所以會提早退化。我的奶奶也是這種產後病的一員，她說年輕時，月子沒坐完就要幫忙爺爺種田，用冷水洗手、提重，也是自己帶孩子，奶奶還沒五十歲就沒辦法完全蹲下，膝關節軟骨都磨光了，六十多歲就做人工膝關節置換手術，可見產後勞動對女人的損傷極大。

門診中遇到月子中還不停勞動、碰冷水的年輕媽媽，筋骨狀況也很差，前文提到手腳關節疼痛的媽媽患者就是一例。在治療這種情況時，我常用補益藥調養、強筋健骨，例如獨活寄生湯合四物湯加骨碎補、雞血藤、龜鹿膠等，疼痛明顯時增加疏經通絡藥（川芎、桑枝、川牛膝、一條根等），配合針灸治療，痛時減緩症狀，改善時加強保養，而且症狀愈輕、愈早治療，效果更快，真的不要等到痛得沒辦法工作、睡不著或關節鈣化、骨刺、變形才來處理，不僅要花更多時間治療，療效也會比較慢。

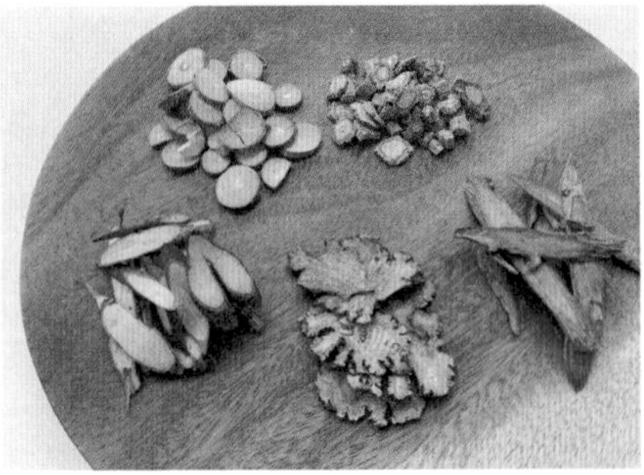

圖 5-10　川芎、一條根、桑枝、防風、牛膝。

產後「雌激素」濃度下降，頭髮開始掉不停

頭髮居然會狂掉，很可怕吧！我們懷孕時期體內雌激素的濃度較高，頭髮毛囊處在「生長期」（健康、強健的頭髮），然而，生產後雌激素濃度急劇下降，頭皮毛囊就會開始進入「過渡期」和「休止期」，明顯出現頭髮變細、大量脫落的現象，妳可以想成是懷孕期間沒掉的頭髮一次掉落。

通常產後落髮在第三個月左右開始，落髮量會從少量進入高峰期和慢慢緩和的階段，一般經過約二～三個月。如果生產過程失血量較大、產後過度疲勞、睡眠不足、飲食過於清淡而缺乏蛋白質（全素食的產婦）、壓力太大或情緒狀況不佳，就有可能加重落髮問題。前面提到的患者因疏於保養，又是全職媽媽，髮量甚至難以回復，需要戴假髮才能外出。

中醫可以處理產後落髮嗎？從經驗上來說，我認為效果很好，不僅是自己調養有改善，許多媽媽在治療後回饋反應很好，落髮時間縮短，髮質也改善，髮量有較茂密。剛開始有明顯掉髮時就來處理，效果最明顯，若等到頭髮半年、一年都沒長回來才找中醫，尤其超過三十五歲的高齡產婦，亡羊補牢的難度提升很多。

怎麼治療產後落髮？化繁為簡，用中藥疏肝氣、養肝血，間歇搭配針灸讓頭皮循環變好，

不僅能夠改善落髮總量，也能縮短落髮時間。我的調養經驗光是認真補血就可以讓落髮時間從第一胎的三個月減少為第二胎的一個月，落髮量減少了三分之一左右，髮量也回升至孕前狀態。藥物方面，我常用四物湯、芎歸膠艾湯、歸脾湯加一些柴胡、香附、合歡皮、三七等理肝氣藥。針灸就是頭皮針，不拘穴位，局部面積刺激即有效果。

除了中藥針灸治療，產後一定要盡量有足夠的睡眠，均衡飲食之外，不要忽略蛋白質的攝取，洗頭時用指腹輕柔地按壓頭皮做清潔，避免用力梳頭、過度編髮，能減緩產後落髮的嚴重程度喔！

奶量上不去？壓力釋放和營養飲食很重要

產後問題排行榜前三名：「醫師，我缺奶。」母乳量有幾種不同情況，一種是沒有發奶，就是生產完超過一週都沒有乳房脹硬、乳汁流出；一種是奶量到了一個階段無法再上升，寶寶吃不飽；還有一種是因為感冒吃藥、乳腺炎或重返工作崗位等原因讓奶量突然下降，當中以最後一種在門診中最常遇到。

探究原因，前面兩種不發奶、要追奶，一般是氣血不足引起，母乳是媽媽給寶寶最營養的食物，可以完全取代其他食物和水分，所以母乳一定是由母體內最精華的部分轉換而成，母乳營養要足夠，媽媽的氣血就要充盛。不過多數的媽媽產後沒多久就開始照顧新生兒，生產耗費的體力來不及復原，又接著消耗氣力，很多媽媽一定和我一樣，早餐放到接近中午才有時間吃，寶寶睡了還要忙著擠奶、洗奶瓶，等到可以小睡片刻，寶寶又醒了，媽媽的大熊貓眼睛對著寶寶的亮晶晶小眼睛，怎麼可能有足夠的氣血化生乳汁呢？第三種乳汁分泌量下降比較需要考慮藥物影響和壓力導致的肝氣鬱結，或是寶寶吸吮及擠奶次數下降，使得乳汁突然無法正常分泌。

如果是氣血不足型的缺奶媽媽們，我常用黃精、何首烏、黃芪、女貞子、路路通、王不留行、通草等藥材煮成藥湯補氣血發奶，或是讓產婦帶乾藥材回家煮雞湯、排骨湯，能吸收到藥材，又能補充動物性蛋白質，增加營養來源。壓力性缺奶的媽媽則會加強疏肝通乳，以玫瑰、香附或少許柴胡等疏肝行氣藥，搭配其他養肝補血藥，在家建議配合乳房外圍按摩和疏

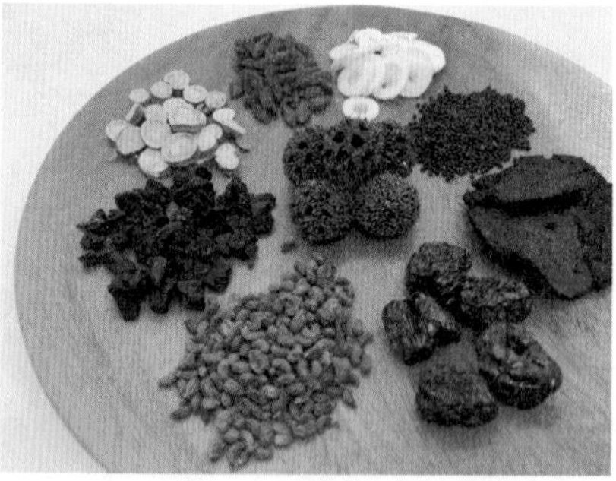

圖5-11　發奶茶：黃精、何首烏、枸杞、紅棗、女貞子、甘草、路路通、王不留行、通草。

乳棒的使用，而且一天至少要親餵二～三次，藉由寶寶吸吮的刺激，比較容易感覺到脹奶和奶量的穩定上升。如果因為感冒或乳腺炎等疾病導致回奶，就不用太心急了，通常病癒後仍然持續搭配調養和堅持母乳親餵，奶量是可以再回升的。

雖然懷孕時常會這裡不舒服、那裡很難受，但寶寶出生、卸貨之後才是真正辛苦的開始，媽媽的時間被寶寶無條件全面占據，吃、喝、拉、撒、睡都只能靠媽媽，如果沒有注意照顧寶寶的動作和擠奶、餵奶的手勢，也沒有給自己足夠的休息時間和適當的放鬆，產後的身體很容易每況愈下，各種症狀接踵而至。如果堅持保養、避免過勞，很多產後病症發生的機會就能減少。愛寶寶的同時也一定要照顧好自己，身體出狀況時不要硬撐，及早配合中醫的治療及調養，妳將會感受到症狀的改善、身體變輕盈，照顧寶寶也愈來愈得心應手。

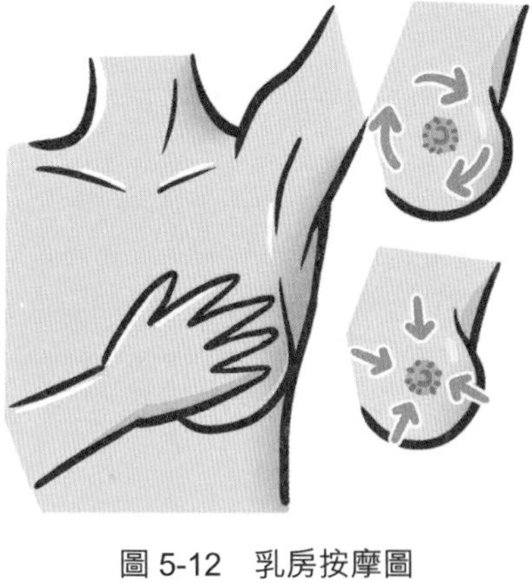

圖 5-12　乳房按摩圖

CARE系列046

美女保健室：胡心灝的全方位中醫調理

作　者—胡心灝
主　編—邱憶伶
責任編輯—陳映儒
行銷企畫—陳毓雯
封面設計—兒日
插　圖—久久童畫工作室
內頁設計—黃雅藍

董事長—趙政岷
出版者—時報文化出版企業股份有限公司
一〇八〇三　臺北市和平西路三段二四〇號三樓
發行專線—（〇二）二三〇六六八四二
讀者服務專線—〇八〇〇二三一七〇五・（〇二）二三〇四七一〇三
讀者服務傳真—（〇二）二三〇四六八五八
郵撥—一九三四四七二四時報文化出版公司
信箱—臺北郵政七九～九九信箱
時報悅讀網—http://www.readingtimes.com.tw
電子郵件信箱—newstudy@readingtimes.com.tw
時報出版愛讀者粉絲團—http://www.facebook.com/readingtimes.2
法律顧問—理律法律事務所　陳長文律師、李念祖律師
印　刷—詠豐印刷有限公司
初版一刷—二〇一九年十月四日
定　價—新臺幣三二〇元
（缺頁或破損的書，請寄回更換）

時報文化出版公司成立於一九七五年，
並於一九九九年股票上櫃公開發行，於二〇〇八年脫離中時集團非屬旺中，
以「尊重智慧與創意的文化事業」為信念。

美女保健室：胡心灝的全方位中醫調理 / 胡心灝著.
-- 初版. -- 臺北市 : 時報文化, 2019.10
面；　公分. -- (Care系列 ; 46)
ISBN 978-957-13-7966-1(平裝)

1.婦科　2.中醫　3.婦女健康

413.6　　108015263

ISBN 978-957-13-7966-1
Printed in Taiwan